甲状（旁）腺及颈部淋巴结热消融治疗

主 编 车 颖

副主编 韩治宇 于明安

编 者（按姓氏笔画排序）

于明安 王丽娜 车 颖 朱雅琳 任双颂

杜琳瑶 邱 欣 佟梦萦 高舒航 韩治宇

人民卫生出版社

·北 京·

图书在版编目（CIP）数据

甲状（旁）腺及颈部淋巴结热消融治疗/车颖主编
. —北京：人民卫生出版社，2022.4
ISBN 978-7-117-32873-9

Ⅰ. ①甲… Ⅱ. ①车… Ⅲ. ①甲状腺疾病－治疗②颈
－淋巴结－治疗 Ⅳ. ①R581.05②R551.205

中国版本图书馆CIP数据核字（2022）第028681号

人卫智网	www.ipmph.com	医学教育、学术、考试、健康，购书智慧智能综合服务平台
人卫官网	www.pmph.com	人卫官方资讯发布平台

甲状（旁）腺及颈部淋巴结热消融治疗
Jiazhuang（pang）xian ji Jingbu Linbajie Rexiaorong Zhiliao

主　　编：车　颖
出版发行：人民卫生出版社（中继线 010-59780011）
地　　址：北京市朝阳区潘家园南里 19 号
邮　　编：100021
E - mail：pmph @ pmph.com
购书热线：010-59787592　010-59787584　010-65264830
印　　刷：北京汇林印务有限公司
经　　销：新华书店
开　　本：710×1000　1/16　　印张：13
字　　数：200 千字
版　　次：2022 年 4 月第 1 版
印　　次：2022 年 4 月第 1 次印刷
标准书号：ISBN 978-7-117-32873-9
定　　价：118.00 元

打击盗版举报电话：010-59787491　E-mail：WQ @ pmph.com
质量问题联系电话：010-59787234　E-mail：zhiliang @ pmph.com

主 编 简 介

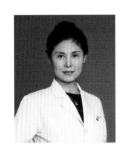

车 颖

　　医学博士，博士研究生导师，主任医师。现任大连医科大学附属第一医院超声科、超声教研室及介入超声科主任。培养博士、硕士30余名。2013年、2014年分别赴韩国首尔峨山医院（Asan Medical Center）及美国Thomas Jefferson大学医学院交流学习。《ACTA甲状腺良性结节消融治疗指南》编写组成员。参与编写国内多部甲状腺肿瘤、淋巴结、乳腺纤维腺瘤及子宫肌瘤等热消融专家共识。中国医师协会《肿瘤消融治疗规范化培训教材》编委。主持国家级科研课题1项，省级、市级科研课题共4项。近三年发表SCI论文20余篇（影响因子之和大于50，单篇最高影响因子10.5），核心期刊论文20余篇。主编、参编著作共3部，申请发明专利3项。现担任中华医学会超声医学分会介入超声学组委员；中国超声医学工程学会介入超声专业委员会常委；中国研究型医院学会肿瘤介入学专业委员会常委；中国医药教育协会介入微创治疗专业委员会常委、甲状腺分会副主委；辽宁省医师协会超声医师分会会长；辽宁省医学会超声医学分会副主任委员；大连市医学会超声医学专科分会及大连医师协会超声医师分会主委。

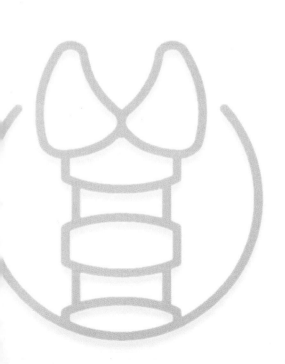

副主编简介

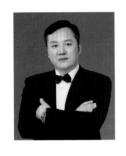

韩治宇

  医学博士。解放军总医院第五医学中心肿瘤学部介入超声科副主任医师。曾获得国家技术发明奖二等奖、北京市科学技术进步奖二等奖、解放军医疗成果奖二等奖、中华医学科技奖二等奖、个人三等功等多项荣誉。第一作者发表SCI论文3篇，核心期刊论文10余篇。担任中国医学装备协会超声装备技术分会治疗超声专业委员会副主任委员，北京医学会超声医学分会腹部超声学组委员、中华医学会超声医学分会浅表组织与血管学组委员等学术职务。

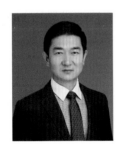

于明安

  医学博士，硕士研究生导师，副主任医师。中日友好医院介入医学科副主任，主持工作。发表中英文论著40余篇，参与编写中英文书籍6部。多次参与科学技术部实施的重大课题项目。担任中国超声医学工程学会介入超声专业委员会常委，海峡两岸医药卫生交流协会超声医学专委会介入超声学组常委，中华中医药学会肿瘤创新联盟常务理事，中国研究型医院学会甲状旁腺及骨代谢疾病专业委员会委员，北京乳腺病防治学会肿瘤免疫治疗专业委员会委员。

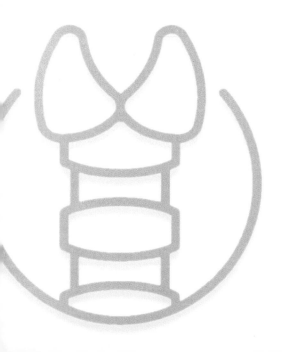

序

自20世纪80年代初，介入超声在我国兴起。经过四十多年我国介入超声人不断探索和尝试，目前介入超声技术已经广泛应用于全身各脏器，在临床诊断与治疗上起着不可或缺的作用。其中，超声引导下肿瘤热消融治疗顺应当代治疗微创化的发展进程，在实体肿瘤的治疗方面体现了微创、精准、安全、有效的治疗理念，而得以在临床广泛应用。

车颖教授是国内首批开展热消融技术的医生，她先后组建介入超声团队、搭建了介入超声平台，构建了区域范围内系统的、规范的超声诊疗中心，现为中国人民解放军总医院介入超声多中心大连基地。她从一名临床医生的角度出发，紧紧抓住沿海地区甲状腺疾病高发的特点，一直致力于发展及推广甲状腺、甲状旁腺及颈部淋巴结热消融技术。

《甲状（旁）腺及颈部淋巴结热消融治疗》一书涵盖了甲状（旁）腺及颈部淋巴结热消融相关解剖及生理基础、常用设备与器械、手术适用范围、技术要领等内容，以丰富的图片和视频材料，对病例个性化治疗方案、消融手法及要点进行详解为特色，极具实践性及应用性，对想开展颈部热消融技术的介入超声和临床医师均具有很强的实用指导价值。

本书凝结了车颖教授、韩治宇教授、于明安教授及其团队十余年的消融经验。该书的出版将对基层医院开展甲状（旁）腺、淋巴结消融技术起到强有力的推广作用，我借此序对勇于创新、辛勤工作的介入超声人表达敬意，相信在他们的不断努力下，介入超声未来一定能得到蓬勃发展，为国人乃至人类健康做出贡献。

2021年6月于北京

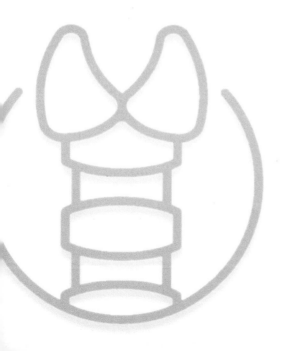

前　言

热消融作为一种肿瘤治疗的新技术，至今已有四十余年的发展历史。因其具有微创、疗效好、可耐受、不影响脏器功能等优点，能够在治疗肿瘤同时最大程度地保留脏器功能，保护免疫系统，提高患者的生存质量。自2001年，热消融技术逐渐开始应用于甲状腺、颈部淋巴结、甲状旁腺疾病等治疗中。2009年，"moving-shot"移动消融技术的出现使得甲状腺热消融技术快速成熟。目前，国内外指南及专家共识已经把热消融列为甲状腺良、恶性结节及转移淋巴结的治疗方式之一。甲状旁腺功能亢进热消融治疗也因其安全、有效、微创、可反复操作等优势有望在临床中被广泛应用。近年，想要开展甲状腺、颈部淋巴结及甲状旁腺热消融治疗的医师越来越多，其中也包括了外科、内科，以及影像或介入等科室医生。但受限于目前的医疗现状，内、外科医师的超声知识相对薄弱，而介入超声医师对临床问题的处理能力相对不足。为了使这项技术能够在各级医疗机构中规范开展并更好地推广应用，我们编写了这本书。

我们依据现有最新的国内外指南及共识、临床报道及著作，结合自身经验编写本书。其通过系统性介绍甲状腺、颈部淋巴结及甲状旁腺热消融相关的基础知识、操作技术、消融要领、围手术期管理与护理及设备选择等内容，配备了各种不同疾病类型的完整病例视频讲解，使读者能够全面且详细地了解此项技术。本书的第一章到第三章是甲状腺结节热消融治疗篇，第四章、第五章是颈部淋巴结热消融治疗篇，第六章、第七章是甲状旁腺热消融治疗篇，第八章、第九章分别对相关主题进行了阐述。本书的特色是采用理论与视频演示及讲解相结合的方式，能更好地便于读者掌握操作的技术要点。

本书适合正在或者想要从事甲状（旁）腺及颈部淋巴结热消融的外科、内科及影像或介入医师，尤其适合经过短期面授培训、准备但尚未开展此项技术的医生，也适合计划开展此项技术的医师的理论学习与了解，是一本实用性较强的工具书。

尽管我们很用心地编写此书，但书中的内容难免有不足与疏漏，希望能够获得读者的宝贵意见。

最后，感谢参与本书编写及出版过程中的所有人，是他们的辛勤付出，才使这本书得以问世。

李颖

2021年6月

获取图书配套增值内容步骤说明

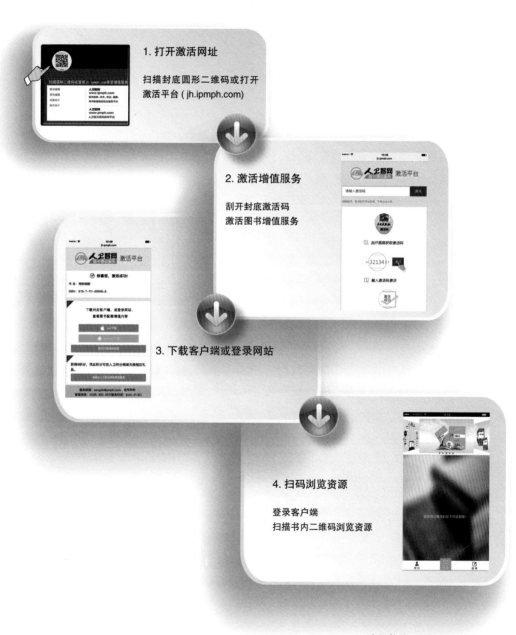

1. 打开激活网址

扫描封底圆形二维码或打开
激活平台 (jh.ipmph.com)

2. 激活增值服务

刮开封底激活码
激活图书增值服务

3. 下载客户端或登录网站

4. 扫码浏览资源

登录客户端
扫描书内二维码浏览资源

客服热线：400-111-8166
（服务时间 8:00—21:30）

目　录

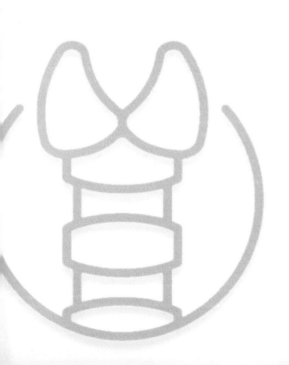

第一章
甲状腺的解剖及生理

　　甲状腺是人体重要的内分泌腺体，有丰富的血液供应；分泌的甲状腺激素在人体的生长发育及物质代谢中起着重要作用，并对人体各器官、各系统的功能均有影响。

第一节 甲状腺的胚胎发育

人类甲状腺发生于胚胎期的鳃肠及原肠。在胚胎第4周，前外侧壁出现4对突起，形成第Ⅰ、Ⅱ、Ⅲ、Ⅳ鳃囊，在原始咽底壁正中线相当于第2、3对鳃弓平面上，上皮细胞增生形成一伸向尾侧的盲管，即甲状腺原基，称甲状舌管。此盲管沿颈部正中线下伸至未来气管前方，末端向两侧膨大，形成左右两个甲状腺侧叶。甲状舌管的上段退化消失，其起始段的开口仍残留一浅凹，称盲孔。胚胎第11周时，甲状腺原基中出现滤泡。第13周初，甲状腺开始出现分泌活动。随着胚胎发育长大，腺泡数急剧增多、增大，甲状腺也随之增大，腺泡中央胞腔内胶质滴成为聚集的胶体。在胚胎发生期，除了上皮细胞和间质细胞外，甲状腺内还出现一些分泌降钙素的滤泡旁细胞。在出生后，甲状腺状似蝴蝶，左右两个腺叶，由峡部相连，有时甲状舌管的残余在咽喉前形成锥状叶。

若在甲状腺原基发育过程中出现任何异常，即为甲状腺先天异常发育，包括异位甲状腺、Zuckerkandl 结节（Zuckerkandl tubercle，ZT）、甲状腺不发育或发育不良、甲状舌管囊肿、甲状腺缺如和甲状舌管瘘。

异位甲状腺是一种胚胎发育畸形，包括舌异位甲状腺、甲状腺胸腺束甲状腺残体（thyrothymic thyroid rests，TTR）（图1-1）及中线异位甲状腺，即甲状腺不在颈部正常位置而出现在甲状腺下降途中的任何其他部位，如咽部、喉前、胸骨上、舌等处，最常见的是舌异位甲状腺。

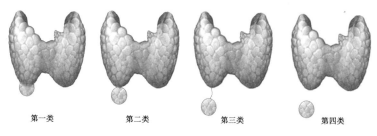

| 第一类 | 第二类 | 第三类 | 第四类 |

图1-1 甲状腺残体示意图

根据其与甲状腺的关系分为：第一类，TTR包括从甲状腺下部突出的组织，局限在甲状腺胸腺韧带区域，与正常甲状腺叶下极分界清楚；第二类，

TTR包括位于甲状腺胸膜束内的甲状腺组织，只通过细窄的甲状腺组织与正常甲状腺相连；第三类，与第二类相似，只由纤维血管形成的细蒂与正常甲状腺相连；第四类，TTR不与正常腺体相连。

胸骨后甲状腺肿（subternal goiter，SSG）的概念是由Haller教授1749年首次提出，是指胸骨后纵隔区域的甲状腺肿，发生率占甲状腺肿的1%~15%。SSG包括甲状腺肿的腺体下缘向胸骨后延伸及先天发育异常的TTR的甲状腺肿。按照胸骨后延伸程度在计算机断层成像（computed tomography，CT）上将SSG分为三级：Ⅰ级，甲状腺下界在胸廓入口和主动脉弓之间；Ⅱ级，甲状腺肿下缘介于主动脉弓上下缘之间；Ⅲ级，甲状腺向下延伸主动脉弓下缘以下。少数SSG与正常腺体不相连接。

ZT为甲状腺热消融中重要的甲状腺异常发育类型之一，是甲状腺腺叶后侧缘的突出，产生于侧面和中间部分融合的位置（图1-2）。根据其前后径大小将ZT分为：Ⅰ级，<0.5cm；Ⅱ级，0.5cm~1.0cm；Ⅲ级，>1.0cm。其中，Ⅱ级最常见，占60%~70%。ZT与喉返神经和上位甲状旁腺关系密切。通常位于ZT叶内的结节增大发生在喉返神经外侧，喉返神经穿入结节与甲状腺中间的裂隙，但喉返神经也可走行在增大结节的外侧。

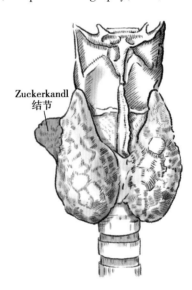

Zuckerkandl
结节

图1-2　ZT解剖示意图

第二节　甲状腺形态和位置

甲状腺位于颈前下方软组织内，紧贴甲状软骨和气管软骨环的前面和两侧（图1-3），呈棕褐色，略呈"H"形，分左右两个侧叶，每叶形状呈一个尖端向上的锥体，中间连接部分为峡部。甲状腺每叶长4.0cm~6.0cm，宽1.5cm~2.0cm，厚1.0cm~1.5cm，贴附喉下部和气管上部的侧面，上极达甲状

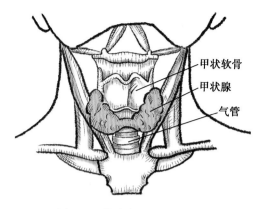

图1-3 甲状腺位置与形态示意图

软骨中部，下极抵第6气管环，有时下极可伸至胸骨后称胸骨后甲状腺。甲状腺峡部横过第2~4气管软骨环前，其宽窄因人而异。少数人在峡部有一个舌状向上突起的锥叶，其长短大小各异，位置多偏向左，长者可达舌骨。两侧叶或峡部之间可出现游离的甲状腺组织，即副甲状腺。甲状腺两侧叶上极内侧有悬韧带悬吊于环状软骨之上，故可随吞咽上下活动。

第三节　甲状腺被膜

甲状腺表面共有二层被膜。腺体表面由结缔组织构成纤维囊包裹，称为甲状腺真被膜，纤维囊向腺体实质内伸入的纤维束将实质分隔为若干小叶。真被膜外有一层假被膜，由颈深筋膜的内脏筋膜脏层构成。甲状腺结节热消融治疗前做液体隔离时，通常需将液体注射在假被膜外形成安全隔离条带。假被膜在侧叶内侧和峡部后与甲状软骨、环状软骨和气管软骨环的软骨膜黏合并增厚，形成甲状腺蒂，又名甲状腺悬韧带，将甲状腺固定在环状软骨表面。吞咽时，甲状腺可随喉上、下移动。

第四节　甲状腺的毗邻

甲状腺毗邻关系较复杂,前方由浅入深依次为:皮肤、皮下组织、浅筋膜、深筋膜、颈前肌肉及甲状腺被膜(图1-4);后方与喉、气管、咽、食管以及喉返神经相邻;后外侧为颈动脉鞘及其内含物、颈交感干。当甲状腺肿大时,可压迫气管和食管引起呼吸、吞咽困难,严重时可致气管软骨环软化;压迫喉返神经可引起声音嘶哑;颈总动脉有时因甲状腺肿瘤而受压向外移位,并压迫交感干出现霍纳综合征(Horner综合征)。

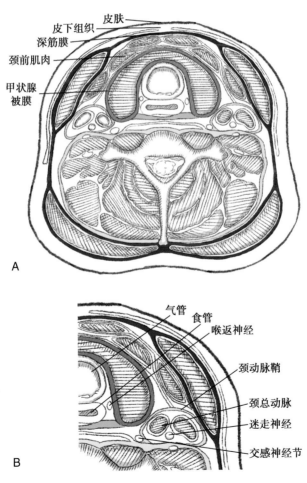

图1-4　甲状腺被膜及毗邻示意图

一、甲状腺相关血管

甲状腺的血液供应非常丰富。据估计，全身血液大约每小时可在甲状腺通过一次。甲状腺主要由甲状腺上动脉和甲状腺下动脉供给血液和营养（图1-5A），部分人群存在甲状腺最下动脉。甲状腺上动脉是颈外动脉在颈部的第一个分支，偶见发自颈内动脉或颈总动脉，沿喉侧下行，到达甲状腺上极时分成前、后分支，从前、后面进入腺体内；甲状腺下动脉发自锁骨下动脉的甲状颈干，有时直接发自锁骨下动脉，呈弓形横过颈总动脉的后方，再分支进入腺体背面；甲状腺最下动脉发自无名动脉，偶有发自主动脉弓或颈总动脉。甲状腺动脉的分支还与食管、喉、气管等部位血管分支相吻合。甲状腺内有丰富的静脉网，它们在腺体的表面形成静脉丛，然后汇集成甲状腺上、中、下静脉干（图1-5B）。上干伴行甲状腺上动脉汇入颈内静脉；中干常单行，横过颈总动脉前方汇入颈内静脉；下干数目较多，于气管前汇入无名静脉。

在甲状腺上极，甲状腺上动脉、甲状腺上静脉与喉上神经伴行，神经走行于动脉、静脉后内侧，至近腺体处逐渐分离。在甲状腺下极，甲状腺下动脉、甲状腺下静脉与喉返神经汇合后并行；血管由外向内近水平位走向腺体，神经由下向上垂直位行向腺体，于腺体下极相交。在甲状腺外侧缘中部，可见甲状腺中静脉。该静脉壁薄短粗，横过颈总动脉前方，直接汇入颈内静脉，是较危险的不可忽视的血管。在腺体下方，有起于主动脉弓的甲状腺最下动脉和注入左无名静脉的甲状腺奇静脉丛，是又一较危险的易被忽视的血管。

二、甲状腺相关神经

甲状腺神经有交感神经纤维和副交感神经纤维。交感神经主要是颈上和颈下交感神经节节后纤维，沿动脉而行，形成甲状腺上丛和下丛。自神经丛发出分支进入腺体实质后分布于毛细血管及滤泡周围。交感神经来自颈中节，伴甲状腺上动脉入腺体。副交感神经来自迷走神经，分为经喉上神经和喉返神经分布于腺体（图1-6）。

（一）喉上神经、喉返神经

喉上神经和喉返神经与甲状腺的关系密切。

喉上神经分为内支和外支。内支主要为感觉神经，在喉上动脉后方穿入甲状舌骨膜，分布于会厌、声门后部等黏膜。喉上神经的外支主要为运

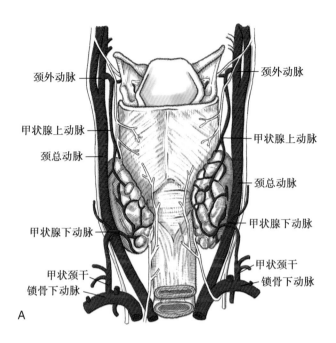

颈外动脉　　　　　　　　　　　　　　　颈外动脉

甲状腺上动脉　　　　　　　　　　　　　甲状腺上动脉

颈总动脉　　　　　　　　　　　　　　　颈总动脉

甲状腺下动脉　　　　　　　　　　　　　甲状腺下动脉

甲状颈干　　　　　　　　　　　　　　　甲状颈干
锁骨下动脉　　　　　　　　　　　　　　锁骨下动脉

A

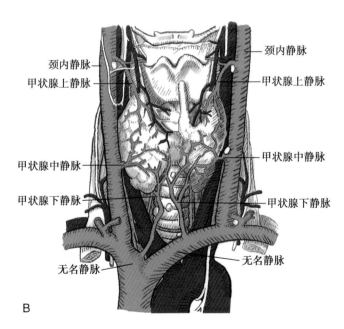

颈内静脉　　　　　　　　　　　　　　　颈内静脉
甲状腺上静脉　　　　　　　　　　　　　甲状腺上静脉

甲状腺中静脉　　　　　　　　　　　　　甲状腺中静脉

甲状腺下静脉　　　　　　　　　　　　　甲状腺下静脉

无名静脉　　　　　　　　　　　　　　　无名静脉

B

图1-5　甲状腺的相关血管解剖示意图

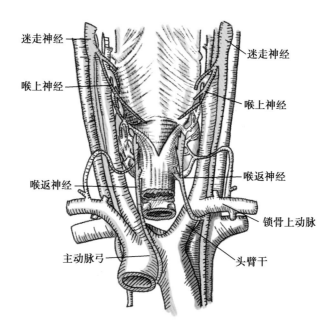

图1-6　喉上神经及喉返神经解剖示意图

动神经，其经甲状腺上动脉后支的稍高部位，走行至环甲肌，是支配环甲肌运动的唯一神经。喉上神经外支走行变异大，根据其与甲状腺上极及甲状腺血管的相对位置关系产生了诸多分类方法，例如：Cernea分型、Kierner分型（图1-7）、Friedman分型。

Kierner分型中3型由于喉上神经外支穿行于甲状腺上动脉分叉间覆盖甲状腺上极，在消融前进行液体隔离时难以获得安全距离。当喉上神经外支损害时会出现高音困难、语调低沉及饮水呛咳。

右喉返神经在右锁骨下动脉第一段前方离开迷走神经，左喉返神经于主动脉弓前外侧紧靠动脉韧带远端离开迷走神经，均绕至后方上行于气管与食管间沟。其后，两侧喉返神经行程近似，至咽下缩肌下缘水平延续为喉下神经。喉返神经分支多，变异大，变异的喉返神经一般出现于右侧，有如下几种情况：①近水平位行走至甲状软骨下角后方入喉；②自迷走神经颈段舌骨水平发出，由外上向内下走行至甲状软骨下角后方入喉；③从迷走神经主干分出后，直接横穿甲状腺，在环状骨下缘进入喉内；④可为双条甚至三条神经干；⑤不钩绕右锁骨下动脉，迷走神经分出后直接入喉，即所谓非返喉下神经或非返

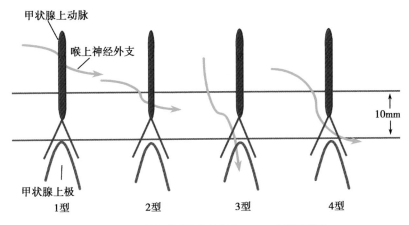

图1-7 喉上神经喉外支走行变异Kierner分型示意图

1型——喉上神经外支在甲状腺上极上方1cm以上跨过甲状腺上动脉；2型——喉上神经外支在甲状腺上极上方1cm以内跨过甲状腺上动脉；3型——喉上神经外支在甲状腺上动脉分叉间穿过覆盖甲状腺上极；4型——喉上神经外支跨过甲状腺上动脉分支后在分叉间穿过。

性喉返神经，又称喉不返神经。功能：喉返神经属于混合性神经，其肌支支配除环甲肌以外的喉肌，其感觉纤维分布至声门裂以下喉黏膜。故单侧喉返神经损伤引起声音嘶哑，而双侧喉返神经损伤则导致呼吸不畅甚至窒息。

（二）迷走神经

迷走神经（vagus nerve，VN）在颈部通常走行于颈内、颈总动脉与颈内静脉之间的后方。VN同样存在变异，根据其与颈总动脉的位置关系可分为如下四型（图1-8、图1-9）：Ⅰ型，即外侧型（占76.9%）；Ⅱ型，即前侧型（占21.1%）；Ⅲ型，即内侧型（占1.6%）；Ⅳ型，即后侧型（占0.3%）。迷走神经为混合神经，含有躯体运动、躯体感觉、内脏感觉、内脏运动四种神经纤维。颈部VN分支主要分布在咽喉肌，其功能是支配咽喉运动、咽鼓管运动、发音等。一侧VN损伤时可出现同侧软腭麻痹、咽反射消失、呛咳及声音嘶哑等，

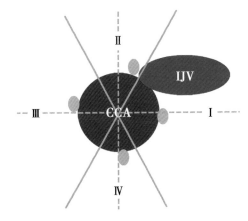

图1-8 迷走神经解剖位置分型示意图

CCA：（左侧）颈总动脉；IJV：（右侧）颈内静脉。

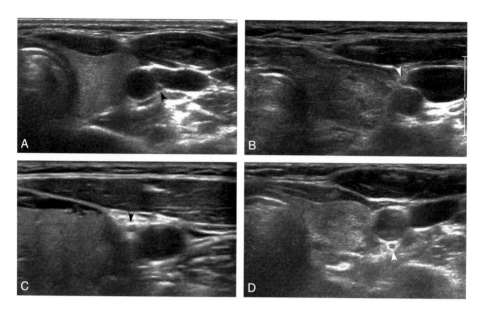

图1-9　迷走神经解剖位置超声图像

A. VN位于颈总动脉、颈内静脉间后方；B. VN位于颈总动脉前方；C. VN位于颈总动脉内侧，靠近甲状腺；D. VN位于颈总动脉后方。箭头所指为VN。

严重时可导致血压下降、心率减慢甚至心搏骤停；双侧损伤时会导致吞咽、发音困难，严重时则不能发音、吞咽和唾液外流甚至窒息等。

（三）交感神经节

交感神经节属于交感神经的周围部，颈部有上、中、下3个节（图1-10）。颈上神经节是交感干神经节中最上位者，也是三个颈神经节中最大者，位于第2、3颈椎横突前面，长约25mm~45mm，多呈梭形或长扁平形；颈中神经节位于甲状腺水平；颈下神经节位于锁骨下动脉深部，其后方有颈长肌及其筋膜。神经节的前方覆有椎前筋膜。功能：支配内脏、心血管及腺体（皮脂腺、汗腺等）运动。交感神经兴奋能使心跳加快、加

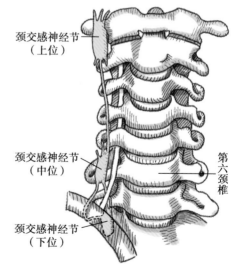

颈交感神经节
（上位）

颈交感神经节
（中位）

第六颈椎

颈交感神经节
（下位）

图1-10　颈部交感神经节解剖示意图

强，肢体血管收缩，胃肠蠕动减慢及出汗等；抑制时则相反。

颈部交感神经损伤导致Horner综合征，其典型的临床特点为病侧眼球轻微下陷、瞳孔缩小、上睑下垂、同侧面部少汗等。颈部热消融时需要注意颈中、下交感神经节的辨认和保护。

（四）臂丛神经

臂丛由第5~8颈神经前支和第一胸神经前支大部分组成。经斜角肌间隙穿出，行于锁骨下动脉后上方，经锁骨后方进入腋窝（图1-11）。臂丛五条神经根纤维先合成上、中、下三干，三干分支围；绕腋动脉形成内侧束、外侧束和后束，由束发出分支主要分布于上肢和部分胸、背浅层肌。功能：臂丛神经主要支配上肢和肩背、胸部的感觉和运动。

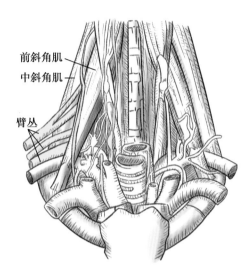

图1-11　臂丛神经的解剖示意图

三、甲状腺的淋巴循环

甲状腺的淋巴管走行于叶间结缔组织内，常常围绕着其伴行动脉，并且与腺被膜的淋巴管交通，管内可能包含胶状质。甲状腺的淋巴汇合流入沿颈内静脉排列的颈深淋巴结。气管前、甲状腺峡上的淋巴结和气管旁、喉返神经周围的淋巴结也收集来自甲状腺的淋巴液。

第五节　甲状腺的组织结构

正常甲状腺质地柔软，切面呈鲜牛肉色，有大小不等的滤泡，内含有胶质。腺体包以薄层结缔组织，即甲状腺固有膜。结缔组织由包膜伸入腺实质内做支架，将腺体分成许多大小不等的小叶，每个小叶由无数个滤泡和滤泡间组织构成。

一、甲状腺滤泡

甲状腺滤泡是甲状腺的结构和功能单位，只有甲状腺滤泡才能产生机体不可缺少的甲状腺激素。滤泡大小不等，直径0.02mm~0.9mm，呈圆形、椭圆形或不规则形。滤泡由单层立方的滤泡上皮细胞围成，滤泡腔内充满透明的胶质。滤泡上皮细胞因功能状态而有形态变化。在功能活跃时，细胞增高呈低柱状，腔内胶质减少；反之，细胞变矮呈扁平状，腔内胶质增多。胶质是滤泡上皮细胞的分泌物，在切片上呈均质状，嗜酸性，它是一种糖蛋白，称甲状腺球蛋白（thyroglobulin，Tg）。胶质的边缘常存在不着色的空泡，有人认为是滤泡上皮细胞吞饮胶质滴所致。

电镜下，滤泡上皮细胞游离面有微绒毛，胞质内有较发达的粗面内质网和较多的线粒体，溶酶体散在于胞质内，高尔基复合体位于核上区。细胞顶部胞质内有电子密度中等、体积较小的分泌颗粒（直径150nm~200nm），还有从滤泡摄入的低电子密度的胶质小泡（直径约1μm）。滤泡上皮基底面有完整的基板，邻近的结缔组织内富含有孔毛细血管和毛细淋巴管。甲状腺滤泡上皮细胞合成和分泌甲状腺激素：三碘甲状腺原氨酸（triiodothyronine，T_3）和左旋甲状腺素（L-thyroxine，L-T_4），主要受下丘脑-垂体-甲状腺轴的激素调节。

二、滤泡旁细胞

滤泡旁细胞又称C细胞，成团积聚在滤泡之间，少量镶嵌在滤泡上皮细胞之间。其腔面被滤泡上皮覆盖，细胞体积较大，在HE染色（苏木精-伊红染色）标本下，胞质稍淡。用镀银染色法可见基底部胞质内有嗜银颗粒，颗粒内含有降钙素，以胞吐的方式分泌。降钙素（calcitonin，CT）是一种多肽，通过促进成骨细胞分泌类骨质、钙盐沉着和抑制骨质内钙的溶解使血钙降低。

三、甲状腺滤泡间质

甲状腺滤泡间质存在于滤泡间的结缔组织中，其中含丰富的有孔毛细血管。由小动脉发出的毛细血管形成密网，紧密地围绕着滤泡上皮的底部。毛细淋巴管在间质内形成疏松的网，从甲状腺引流的淋巴液，其激素浓度百倍于静脉血，所以淋巴也是甲状腺输出激素的一个重要途径。甲状腺滤泡间质的神经纤维数量不多，但有三种纤维，即交感、副交感及肽能纤维，神经调节不占主要地位。

第六节　甲状腺生理

甲状腺是人体重要的内分泌腺体，其主要功能是分泌甲状腺激素、调节机体代谢。甲状腺激素的分泌主要受下丘脑-垂体-甲状腺轴控制。下丘脑分泌的促甲状腺激素释放激素（thyrotropin-releasing hormone，TRH）和垂体分泌的促甲状腺激素（thyroid-stimulating hormone，TSH）可增加甲状腺激素的分泌；反过来，甲状腺激素对垂体TSH及下丘脑TRH也有反馈作用。

检测甲状腺功能指标主要包括：

1. 血中甲状腺激素　总 T_3（TT_3）、总 T_4（TT_4）、游离 T_3（FT_3）、游离 T_4（FT_4）、TSH。

2. 甲状腺自身相关抗体　甲状腺过氧化物酶抗体（TPO-Ab）、抗甲状腺球蛋白抗体（anti-TGAb）、促甲状腺激素受体抗体（TRAb）。

3. 甲状腺球蛋白（Tg）。

血清 TT_3、TT_4 浓度是反映甲状腺功能状态，但其测定结果受血清甲状腺素结合球蛋白（TBG）水平高低的影响。FT_3、FT_4 是甲状腺激素的活性部分，参与了下丘脑-垂体-甲状腺轴的反馈调节，它们不受血清TBG水平变化的影响，直接反映甲状腺的功能状态。FT_3、FT_4 比 TT_4、TT_3 更灵敏。TSH由垂体前叶促甲状腺激素细胞分泌，具有强大的促进甲状腺激素合成的作用。FT_4 和TSH是诊断原发性甲状腺功能亢进、甲状腺功能减退以及疗效评估的重要指标。在甲状腺疾病诊断中，TSH更为敏感和特异，常作为判断甲状腺功能紊乱的首要依据。当血清TSH浓度降低时，需要鉴别正在接受甲状腺激素治疗、甲状腺功能亢进、自主功能性甲状腺结节（autonomously functioning thyroid nodule，AFTN）等情况。

TPO-Ab和TgAb都是自身免疫性甲状腺疾病的标志性抗体，往往同时出现。TPO-Ab几乎存在于所有的桥本甲状腺炎（HT）及70%~80%的Graves病（格雷夫斯病）中，是诊断桥本甲状腺炎的金标准。甲状腺癌根治术后检测 TgAb 的意义越来越受到重视，是肿瘤复发的第一个指征。TRAb 主要用于甲亢的鉴别诊断，Graves 病中 TRAb 呈阳性，亚急性甲状腺炎、尤痛性甲状腺炎或产后甲状腺炎和毒性结节性甲状腺肿中 TRAb 呈阴性。Tg 是甲状腺滤泡上皮分泌的糖蛋白，存储在滤泡腔中。血清 Tg 水平受腺体体积大小、甲状腺炎症或损伤和 TgAb 水平的影响，是监测分化型甲状腺癌全切术后是否复发及甲状腺切除术和放射性碘（^{131}I）治疗后疗效的指标。

血清降钙素是由甲状腺滤泡旁细胞（C 细胞）分泌，是甲状腺髓样癌特异性的肿瘤标志物之一，也是诊断甲状腺髓样癌及评估疗效和术后复发的重要指标。

第七节　甲状腺热消融手术相关重要解剖的超声表现

一、正常甲状腺超声表现

甲状腺被膜为一薄而规整的高回声带，实质为分布均匀的细而密集的中等回声，回声水平明显高于邻近的胸锁乳突肌回声（图 1-12）。彩色多普勒血流显示腺体内弥漫性分布的较为丰富的点状、条状血流信号。

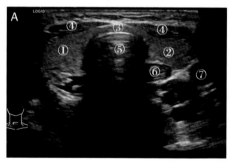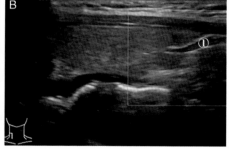

图 1-12　甲状腺的超声图像

A. 甲状腺超声横切图：①甲状腺右叶　②甲状腺左叶　③甲状腺峡部　④前内侧为胸骨舌骨肌，后外侧为胸骨甲状肌　⑤气管　⑥食管　⑦颈总动脉；B. 甲状腺超声纵切图：①甲状腺下动脉。

二、甲状腺血管的超声表现

甲状腺上、下动脉的平均内径为2mm，为搏动性动脉频谱，收缩期峰值流速为20cm/s~40cm/s（图1-13）。甲状腺的三对静脉为连续性低振幅频谱。

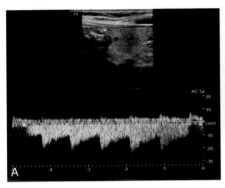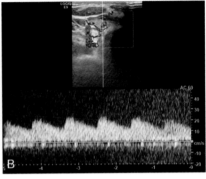

图1-13　甲状腺上、下动脉超声图像

A.甲状腺上动脉位于甲状腺上极，由上至下走行，彩色多普勒血流成像（CDFI）呈彩色波动血流，频谱呈动脉单向单峰频谱，血流速度22cm/s；B.甲状腺下动脉位于甲状腺下极，由背侧至腹侧走行，CDFI同甲状腺上动脉表现，频谱与甲状腺上动脉相似，血流速度20cm/s

三、颈前肌肉的超声表现

超声下可见胸骨舌骨肌、胸骨甲状肌（图1-12A）以及胸锁乳突肌（图1-14短箭头标记）。

四、甲状腺热消融进针路径毗邻相关解剖的超声表现

（一）经峡部穿刺路径

在甲状腺热消融经峡部穿刺路径上，由浅至深依次为皮肤、皮下组织、颈前筋膜、甲状腺前被膜、甲状腺峡部、甲状腺结节（图1-14）。

（二）经侧颈部穿刺路径

在甲状腺热消融经侧颈部穿刺路径上，由浅至深依次为皮肤、皮下组织、胸锁乳突肌、胸骨甲状肌、甲状

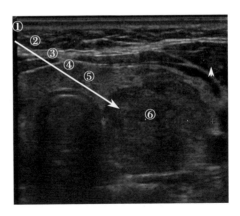

图1-14　经峡部穿刺路径超声图像

短箭头所指为胸锁乳突肌，长箭头表示进针路径。①皮肤；②皮下组织；③颈前筋膜；④甲状腺被膜；⑤甲状腺峡部；⑥甲状腺结节。

腺被膜、甲状腺腺体（有时被膜与结节间没有腺体）、甲状腺结节（图1-15）。

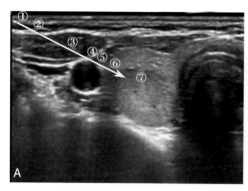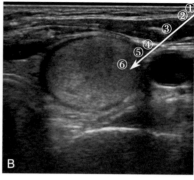

图1-15　经侧颈部穿刺路径超声图像

A.经过部分甲状腺腺体：白色箭头表示侧颈部穿刺路径，①皮肤；②皮下组织；③胸锁乳突肌；④胸骨甲状肌；⑤甲状腺被膜；⑥甲状腺腺体；⑦甲状腺结节。B.不经过甲状腺腺体：白色箭头表示侧颈部穿刺路径，①皮肤；②皮下组织；③胸锁乳突肌；④胸骨甲状肌；⑤甲状腺被膜；⑥甲状腺结节。

五、甲状腺的相关神经超声解剖

喉返神经

位于气管两侧，超声下难以识别喉返神经。一般喉返神经解剖位置变异概率为0.004%~0.8%，右侧多见。通常超声下通过毗邻解剖结构辨认其解剖位置。双侧喉返神经常规位于气管食管沟，但右侧喉返神经由外下向内上走行入喉，邻近甲状腺被膜、气管或颈动脉鞘，而左侧喉返神经紧贴气管上行入喉，邻近食管及甲状腺后被膜。当甲状腺腺叶全切术后，喉返神经通常位于双侧气管旁区域与食管、肌肉之间（图1-16）。

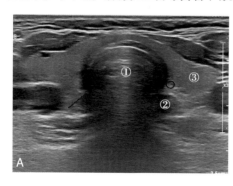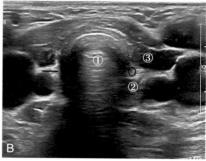

图1-16　喉返神经的超声下定位

A.正常甲状腺：①气管，②食管，③甲状腺腺体。B.甲状腺切除后：①气管，②食管，③颈前肌肉。红色圆圈示左侧喉返神经走行区域，红色线条示右侧喉返神经走行区域。

第二章

甲状腺良性结节热消融治疗

2016年，由美国临床内分泌医师协会（American Association of Clinical Endocrinologists，AACE），美国内分泌学会（American College of Endocrinology，ACE），美国医学会内分泌学分会（Associazione Medici Endocrinologi，AME）共同颁布的指南（简称2016AACE/ACE/AME指南）指出在健康人群中约50%~60%的人患有甲状腺结节。美国甲状腺协会（American Thyroid Association，ATA）2015年版指南提出生活在世界碘充足地区的女性和男性中通过触诊发现的甲状腺结节分别约为5%和1%，而高分辨率超声可检出19%~68%的甲状腺结节。甲状腺结节中大部分为良性结节。对于有症状的良性甲状腺结节可考虑进行治疗。

随着现代医学治疗逐渐微创化的发展，超声引导下热消融技术已成为甲状腺良性结节一线治疗方式。热消融治疗的优点是在超声实时动态图像引导下经皮穿刺精准适形灭活结节，同时最大限度避免破坏正常腺体，保障甲状腺功能，术后颈部无瘢痕，且相对安全。2003年韩国学者最早报道了甲状腺良性结节"moving-shot"移动热消融治疗。随后，国际国内相继发表相关指南、专家共识。特别是2016AACE/ACE/AME指南将热消融治疗作为有症状或美容问题的甲状腺良性结节的可选择治疗方式。2020年，亚洲肿瘤消融会议（ACTA）委员会成立一个由韩国Baek教授牵头，亚洲13位专家组成的特别小组，基于2000年1月1日至2019年8月2日之间英文发表的研究，为射频消融（radiofrequency ablation，RFA）在甲状腺良性结节的治疗中的应用制订建议声明，目的是在现有最佳科学证据的基础上，提供一个一致的专家意见（简称2020ACTA指南）。2021年12月，由国际多个学术团体联合发表最新《射频消融及相关超声引导下消融技术治疗良恶性甲状腺疾病：国际多学科共识》。甲状腺良性结节的热消融治疗目标是在超声实时动态图像引导下微创原位适形灭活结节，使结节体积减小或消失，改善症状及美容问题。基于上述指南、共识和相关文献阐述甲状腺良性结节热消融治疗如后。

第一节 适 应 证

甲状腺实性及囊实混合性结节（实性占10%以上），经穿刺病理证实为良性，且满足如下之一者：

1. 有症状或美容问题的良性无功能甲状腺结节。

2. 结节最大径≥2cm或体积大于20ml且仍有生长趋势者；峡部结节最大径可<2cm。

3. 导致甲状腺毒症的AFTN或毒性前期的AFTN，在甲状腺功能亢进经内科控制的情况下，可进行单次或者分次消融治疗。

4. Ⅰ、Ⅱ级SSG可进行分次消融治疗。

5. 存在外科手术禁忌证或患者因恐惧影响正常生活且拒绝其他治疗方法者。

第二节 禁忌证与相对禁忌证

一、禁忌证

1. 严重凝血功能障碍。

2. 严重心脑肺疾病。

3. 结节内伴有粗大钙化，影响电极针穿刺，无法有效消融者。

二、相对禁忌证

1. 其他各种原因不能配合消融者，如意识障碍、颈部操作空间受限、不能控制的频繁吞咽或说话等。

2. 大部分结节位于胸骨后方的Ⅲ级SSG可考虑分次消融。

3. 病灶对侧声带功能不正常及妊娠。

第三节　术前评估与准备

消融术前由专科医师/护士对患者病史、全身状况及禁忌证等情况进行全面评估。评估及准备内容主要包括：①穿刺活检；②临床症状及美观状况；③影像学检查；④实验室检查；⑤签署知情同意书等。

一、穿刺活检

穿刺活检是评估甲状腺结节良恶性的一种经济有效且安全的方法，依据穿刺针管径大小及取材类型分为细针穿刺活检（FNAB）及粗针穿刺活检（CNB）。

甲状腺结节热消融术前需经穿刺病理证实为良性，通常结节需至少两次超声引导下的FNAB或一次CNB病理结果来证实。

根据2020ACTA指南，当结节具有高度提示良性超声特征（如"海绵状"或部分囊性结节伴囊内"彗星尾"伪影）和AFTN时，一次FNAB或CNB诊断良性即可。甲状腺结节风险分层系统在不同国家有所不同，2020ACTA指南提出，美国放射学院甲状腺成像报告和数据系统（American College of Radiology Thyroid Imaging Reporting and Data System，ACR-TIRADS）1类、欧洲甲状腺成像报告和数据系统（EU-TIRADS）2类、韩国甲状腺放射学会（Korean Society of Thyroid Radiology，KSThR）和韩国放射学会（Korean Society of Radiolog，KSR）甲状腺成像报告和数据系统（K-TIRADS）2类及2016AACE/ACE/AME指南低风险结节恶性风险非常低（通常 <1% ），一次FNAB或CNB良性诊断足够。然而，滤泡型和滤泡变异型乳头状甲状腺癌常表现出良性超声特征，故ACR-TIRADS 2类、EU-TIRADS 3类、2016AACE/ACE/AME指南中等风险、2015ATA指南极低风险及K-TIRADS 3类结节虽恶性风险很低（2%~5%），但至少有两次良性活检结果是必要的。特别强调的是，具有超声高度可疑恶性征象的结节，尽管FNAB或CNB结果证实结节为良性，仍需对结节进行谨慎评估再判断。根据穿刺活检结果，结节是否适合消融应由患者和临床医师协商一致决定，临床医师可以根据患者的最大利益权衡治疗方案。

（一）细针穿刺活检（FNAB）

2015ATA指南、2016AACE/ACE/AME指南、2017韩国甲状腺放射学会（KSThR）指南等多个指南及专家共识推荐FNAB作为甲状腺结节的标准诊断方法。超声引导下甲状腺结节FNAB有负压抽吸和非负压两种方法，分别采用22G~23G和23G~25G穿刺针。甲状腺FNAB总体诊断率约为70%~90%，具体受穿刺者操作经验、结节是否有粗大钙化及囊性变等影响。但据报道，仍有30%的患者首次FNAB病理为无法诊断的细胞学结果，这其中约有2%~14%病理为恶性，故可能需要二次穿刺。

1. 签署知情同意书

细针穿刺前需向患者及家属交代说明穿刺目的等并签署知情同意书，具体内容包括：穿刺目的、禁忌证、可能并发症、假阳性和假阴性结果、多次穿刺可能性等。

2. 操作要点及注意事项

建议首选经峡部进行穿刺，次选经侧颈部穿刺。穿刺路径上需经过部分甲状腺正常腺体组织，且避开血管和重要脏器。穿刺针进入结节内后，拔出针芯/增加负压，提插10~20次，解除负压，快速拔针。局部覆盖敷料，按压穿刺点及穿刺针道5~20分钟。注意提插过程中尽量保证针尖始终位于结节内。2017 KSThR、2018年我国甲状腺结节细针穿刺指南建议每个结节取材2~3次。

3. 禁忌证

（1）有严重出血倾向的患者；

（2）长期服用抗凝药物的患者；

（3）近期频繁咳嗽或吞咽的患者，不能配合操作；

（4）患者拒绝有创检查；

（5）甲状腺穿刺部位有感染；

（6）女性患者月经期不建议穿刺。

4. 并发症（包括但不限于）

（1）穿刺部位出血或血肿形成；

（2）感染；

（3）局部疼痛；

（4）晕针、晕血；

（5）其他：副神经节瘤或嗜铬细胞瘤穿刺可能发生致死性高血压危象、血管迷走神经功能亢进，如晕厥等。

甲状腺FNAB的安全性良好，绝大部分并发症无须特殊处置。肿瘤种植转移极为罕见，仅见个案报道，可能与穿刺针负压释放不彻底等有关。

（二）粗针穿刺活检（CNB）

CNB是甲状腺FNAB的重要补充诊断方法。一方面，CNB能提供更大的组织样本量、病变部位滤泡结构、结节包膜完整性及与相邻组织关系等信息，对病理亚型分类有帮助。另一方面，CNB能鉴别98%以上FNAB结果为不确定的结节的病理性质。

超声引导下甲状腺结节CNB通常使用18G~21G全自动/半自动活检针，选择与结节直径适配的穿刺针规格以减少对正常腺体组织的损伤。穿刺前评估凝血功能及用药等情况，应用阿司匹林及氯吡格雷、华法林和肝素者分别需停药7天~10天、3天~5天和4小时~6小时。穿刺点及路径选择同FNAB。1%或2%利多卡因局部麻醉后，活检针快速经皮穿刺经正常腺体进入结节穿刺取材。理想取材需包括正常甲状腺组织、结节包膜/薄壁结节边缘和结节组织。肉眼判断取材完整性，必要时重复穿刺，取材次数不宜过多，通常为1次~2次。穿刺结束后，局部覆盖敷料并按压穿刺点及针道20分钟~30分钟。

甲状腺CNB主要并发症包括出血（血肿、腺体内出血）、感染、声音嘶哑、血管迷走神经功能亢进和吞咽困难等。Stangierski、Nasrollah及Ahn等的研究表明CNB和FNAB在疼痛和并发症发生率方面没有明显差异，CNB者并发症通常较FNAB者更严重。

二、临床症状与美容评估

术前应对结节相关临床症状及美观状况依据评分标准进行评估，以便术后随访时进行对比。症状评估包括异物感、呼吸困难、吞咽困难及声音改变等，评分采用视觉模拟量表（VAS）进行自评。美观评分由医师进行：①无明显触及的肿块；②可触及肿块，但无美观问题；③仅吞咽时有美观问题；④肉眼可见包块，明显影响美观。

三、超声检查

二维、彩色多普勒超声检查对每个结节的大小、回声、固体成分的比例和内部血管分布情况以及拟消融结节与周围重要结构关系等进行评估，测量包括结节最大径在内的三个正交径线，利用公式$V=\pi abc/6$（V：体积；a：结节最大径线；b、c：结节另外两个相互垂直的径线）计算结节体积。

超声造影检查虽不作为术前必须评估项目，在条件允许情况下超声造影检查能够提供结节的微循环信息，有助于囊实性质、结节良恶性质等鉴别，也有助于术前术后消融范围的对比判断。

四、其他影像学检查

常规胸部X线平片了解肺部情况；术前颈部CT检查或必要时MRI检查用于评估结节胸骨后延伸、气管受压情况及了解病变毗邻结构；发射计算机断层显像（ECT）用于甲状腺功能亢进及AFTN患者功能状态评估。

五、实验室检查

（一）必查项

1. 甲状腺功能检查　检查指标至少包括TSH、FT_3、FT_4，是明确甲状腺功能的重要初筛指标，其中FT_4和TSH是诊断原发性甲状腺亢进和甲状腺功能减退以及疗效评估的重要指标。在某些情况下可选择性地检测自身抗体指标，如TPO-Ab、TGAb是自身免疫性甲状腺病的标志性抗体，用于诊断桥本甲状腺炎；TRAb用于格雷夫斯病（Graves病）的诊断。如患者有甲状腺功能亢进，应进一步检测确定Graves病的可能，以防术中出现甲亢危象等突发状况。Tg有助于鉴别亚急性甲状腺炎和人为甲状腺毒症，以及甲状腺全切术后监测有无复发。

2. 其他检查　血尿常规、凝血功能、血清学（乙肝六项、梅毒、丙肝、艾滋病等）、肝肾功能及血清降钙素（CT）。其中，血尿常规、凝血功能、血清学（乙肝六项、梅毒、丙肝、艾滋病等）、肝肾功能出现异常，应参照甲状腺外科手术要求进行评估及调整。CT浓度升高时，应对甲状腺结节再行全面评估以排除甲状腺髓样癌可能性。

（二）选查项

根据病人具体病情选查肿瘤标记物、电解质、心肌酶谱、血脂、甲状旁腺素（PTH）等。

六、其他检查

（一）心电图

消融术前需了解患者心脏状态，是术前必查项目。目前甲状腺消融指南中没有具体提及心血管风险评估建议。参照心电图在外科非心脏手术中应用的文献报道，对于轻度心电图改变，如单纯轻度ST-T异常、窦缓心率>50次/min、右束支传导阻滞、单纯房性早搏、室性早搏可行消融手术；对于ST-T改变合并心脏疾病者，术前尽量控制原发病，消除对心脏的不利因素，保证手术相对安全；对于有严重心律失常、心肌缺血、心功能失代偿期的患者，除术前治疗原发病，改善一般情况外，针对心律失常的性质采取恰当措施，待循环系统稳定后再择期手术。

（二）纤维喉镜

最新2020ACTA指南中提出消融术前不建议常规检查纤维喉镜评估声带情况。对于没有声音嘶哑的患者，建议采用超声评估喉部和声带情况，当患者怀疑声带麻痹时行纤维喉镜检查评估。

（三）其他检查

患有心肺疾病者选查超声心动图、24小时动态心电图及肺功能等。

七、签署知情同意书

消融术前需向患者及家属告知治疗目的、手术风险及可能存在的问题，另外还需要告知该疾病的其他治疗方法，在其充分了解并同意后签署知情同意书。同意书的内容主要包括：

1. 简短介绍甲状腺良性肿瘤消融技术

2. 预期消融次数 根据结节大小、位置及血流等情况预计消融次数。一般来说，直径>4cm，靠近危险三角区或任何危险部位无法一次性灭活的结节均需两次及以上。

3. 可能出现的热消融治疗风险 术中风险主要包括：麻醉意外、轻微疼痛、出血、周围血管及神经等结构热损伤、皮肤烫伤；血管迷走反射、心脑血管意外等。

术后风险主要包括：甲状腺功能异常、消融不彻底、需进一步治疗；低热、各种感染（细菌、真菌、病毒等）；由于术中周围神经损伤而导致的声音嘶哑、咳嗽、霍纳综合征、上肢麻木等。

危及患者生命、可能致残的意外情况发生率极低，目前未见相关报道。

4. 知情同意及患者/家属签字及联系方式等

5. 相关医方签字

八、围手术期停药及用药参考

在消融术前，应告知服用抗凝或抗血小板药物的患者停止使用这些药物：阿司匹林或者氯吡格雷停药7天~10天，华法林停药3天~5天，肝素停药4小时~6小时。

由临床医师根据术前综合评估结果来衡量消融的益处与停药的危害来决定抗凝和抗血小板类药物的使用。

如患者正在服用甲状腺激素控制甲状腺结节生长，建议消融术前停用该药物。

第四节 操作流程与技术要领

一、操作流程

1. 体位 仰卧位，颈肩部垫高，充分暴露颈部。

2. 建立静脉通路 为必要时术前给药、术中抢救及术后超声造影做准备。

3. 无菌原则操作消毒、铺巾 皮肤消毒，范围为上至下颌骨下缘，下至锁骨以下，两侧达侧颈部。消毒范围以穿刺点为中心，直径不小于15cm。消毒后颈部铺洞巾或胸部、面部两侧分别铺巾。除初次进针外，每次进针前需要消毒针尖及针杆。

4. 麻醉 有两种麻醉方式，局部麻醉和静脉清醒镇静联合局部麻醉。

5. 消融治疗 依据病情进行个体化消融治疗；不同设备消融功率各异。

6. 即刻消融范围评估及结束消融 热消融中，当靶目标被气化高回声完全覆盖或回声改变时停止消融，以二维及彩色超声造影评估消融范围，当靶目标结节超声二维呈不均匀低回声且彩色血流信号消失、超声造影显示无增强区达到拟定消融范围时，结束消融。

7. 并发症评估 从麻醉操作开始至消融结束整个过程中，随时观察评估并发症情况，包括：麻醉药及对比剂过敏反应、穿刺机械性损伤、神经等周围结构热损伤等。

二、技术要领

甲状腺体积小、形状特殊且周围紧邻神经、气管等重要结构，为达到有效、安全、不破坏正常甲状腺组织的治疗目的，良性结节施行"适形消融"原则，消融结束退出电极针时无须消融针道。技术要领包括标准技术、高级技术、其他技术和个性化治疗策略。

（一）标准技术

1. 局部麻醉（ER 2-1） 采用1%或2%利多卡因在皮肤穿刺点、皮下穿刺路径至甲状腺前被膜外进行局部麻醉，是甲状腺良性结节热消融术的标准麻醉方式。局部有麻醉既能够麻醉穿刺路径和被膜外神经起到止痛作用，又能使患者保持清醒状态，便于消融过程中操作者与患者对话交流观察患者声音变化等。

ER 2-1
局部麻醉
超声视频

2. "moving-shot"移动消融（ER 2-2） 甲状腺腺体体积小，形态不规则。当甲状腺结节体积达到一定程度时，结节紧贴被膜且紧邻周围重要神经、血管等结构，传统的固定消融极易在热量覆盖结节同时造成周围结构损伤。"moving-shot"移动消融模式完美解决了这个问题。其理念是将拟消融结节设想成多个小的消融单元，电极针经皮穿刺

ER 2-2
"moving-shot"
移动消融
超声视频

进入结节后先送至其远端，启动消融系统后边退针边消融，当电极针退至结节近端时停止消融，改变路径再次达到结节远端，再启动消融系统后退针、消融。如此反复，直至整个结节消融结束。电极针在结节边缘处移动速度快、中央处移动速度慢，形成周边较小而中央部较大的消融单元，这样操作能够增加消融效率同时提高安全性。

3. 经峡部穿刺路径　"经峡部"为主要进针穿刺路径，优势如下：

（1）穿刺路径上通常有足够的正常腺体组织，避免吞咽或讲话时电极针尖离开结节致腺体外组织热损伤。

（2）有效避免热量流失出腺体外而增加能量损耗同时导致周围结构损伤。

（3）有效避免经侧颈部穿刺所致肌肉血管丛机械性损伤和出血。

（4）可有效避开"危险三角"，减少相关结构损伤。

（5）有利于电极针的显示与监测。

在经峡部路径上有重要的无法避开的结构及结节位置形状特殊（如其长轴方向由后内向前外且结节紧贴后被膜)等情况下，可选择经侧颈部穿刺路径。

（二）高级技术

1. 液体隔离技术（ER 2-3、ER 2-4、ER 2-5）　当拟消融结节位置贴近神经、食管、气管等重要结构时，消融前需要使用液体隔离技术将结节与重要结构分离出数毫米距离，以免副损伤。隔离液体通常采用生理盐水、灭菌注射用水或5%葡萄糖注射液。有文献报道生理盐水含离子能够导电，故射频消融时推荐使用5%葡萄糖注射液。消融术前在相关部位直接注射隔离液体。隔离液用量一般10ml~50ml，根据操作者的熟练程度以隔离开安全距离为原则。

ER 2-3
内侧、背侧及
外侧液体隔离
超声视频

经峡部路径穿刺至气管与甲状腺内侧被膜之间进行液体注射，产生足够的距离后逐步向背侧进针，边注射边进针，直到结节的内侧、背侧、外侧均产生足够的安全距离为止。

经峡部路径穿刺，在甲状腺前被膜与胸骨舌骨肌、胸骨甲状肌之间进行液体注射，并逐渐向结节外侧进针，使结节外侧产生足够的安全距离为止。

ER 2-4
腹侧及外侧液体
隔离超声视频

经侧颈部路径穿刺至甲状腺外侧，在甲状腺外侧被膜与颈动脉鞘之间进行液体注射，并逐渐向结节背侧进针，使结节外侧、背侧产生足够的安全距离为止。

ER 2-5
外侧、背侧液体
隔离超声视频

2. 血管消融　血管消融包括动脉消融和静脉消融：动脉消融是指当穿刺路径上结节近端存在动脉血管时，消融结节前需先行动脉血管消融，以防消融过程中电极针穿刺和反复提插引起严重出血（ER 2-6）。静脉消融是指结节周边环绕静脉血管的充分消融，保证结节边缘彻底消融，防止周边残留和复发（ER 2-7）。

结节周边存在环状血管或粗大动脉，穿刺路径无法避开。消融时，先行动脉消融，阻断动脉，预防出血。

ER 2-6
动脉消融
超声视频

结节周边存在环状静脉血管，消融时，行静脉消融使气化高回声沿静脉血管扩散。

ER 2-7
静脉血管
消融超声视频

（三）其他技术

1. **静脉清醒镇静**　对于有难控高血压、极度紧张的患者，可采取静脉清醒镇静联合局部麻醉。这种方式能够保持患者存在咳嗽反射同时血压和情绪稳定，有效避免由高血压引起的出血或因极度紧张而引起的不断吞咽、咳嗽等情况的发生。患者清醒便于操作者必要时问答。

2. **超声造影技术**　超声造影技术主要用于消融术前结节评估、消融术后即刻及随访中消融范围的判断。超声对比剂具体使用不良反应、禁忌及注意事项参见药品说明书，以下为超声造影基本流程：

（1）签署超声造影同意书：超声造影前需确认患者无鸡蛋、牛奶及海鲜等食物或其他过敏史及造影禁忌证。需明确是否为首次超声造影检查，既往有无过敏反应。

（2）准备过敏抢救药品及器材：少数患者可出现过敏反应（速发型、迟发型），通常以皮疹或者呕吐居多，极少数可发生过敏性休克或喉头水肿危及生命。抢救药品和器材包括肾上腺素、甲泼尼龙、地塞米松、心电监护仪、除颤仪及气管插管设备等。

（3）操作过程：在常规超声清晰显示靶目标结节，启动低机械指数的造影模式，将焦点调至靶目标深度以下，根据仪器的敏感性、探头类型选择对比剂剂量（六氟化硫对比剂推荐剂量1.2ml~2.4ml），经肘静脉团注法注射超声对比剂，推注5ml生理盐水冲管，同时启动计时器。观察靶目标灌注情况及增强模式，根据检查目的调整观察时长。

3. **其他消融技术**　在良性结节热消融中，除了移动消融模式外，当同时存在小结节、大结节移动消融遗漏部位均需要采用固定消融和多点叠加消融技术（ER 2-8）。

ER 2-8
多点叠加
消融超声视频

消融过程中不移动电极针，将结节假想成多个点进行逐个消融，多个消融灶叠加在一起覆盖整个结节。

4. 分次消融　当存在如下情况无法一次性灭活所有结节达到治疗目的时需采用分次消融：

（1）结节巨大；

（2）结节贴近后内侧且较大者；

（3）双侧或单侧叶多发结节者；

（4）SSG、ZT内结节；

（5）消融时出现难以控制的疼痛；

（6）高龄、有心脏病史、肾功能差等患者大结节或多发结节首次消融等。

分次消融的时机选择一般根据症状缓解情况、结节再生长情况、首次消融比例决定：消融部分占整个结节<50%时可进行再次消融治疗。

5. 囊性及囊性为主（实性部分<10%）结节化学消融　化学消融时，先将结节内液体抽出，再按大于抽出液体体积50%的剂量向结节内注入无水乙醇或聚桂醇，反复冲洗10次左右后全部抽出（ER 2-9），必要时可重复一次，或者滞留2~3min后全部抽出，结束消融。

ER 2-9
化学硬化
消融超声视频

（四）个性化治疗策略

根据结节大小、结构、性质、数量、血流、部位等因素，将上述技术合理组合，每位患者采取个体化消融治疗策略，具体见病例讲解。

1. 囊实混合性结节　一般情况下，囊实混合性结节根据结构不同采取抽液后（或联合化学消融）热消融治疗；复杂囊实混合性结节采取直接分次热消融治疗。

2. 实性结节　在必要的液体隔离后直接热消融治疗；巨大结节首次消融安全部位时无须液体隔离。

3. ZT内结节　穿刺路径尽量经过结节与甲状腺正常腺体连接处，根据囊实性质采取不同的方式消融治疗。ZT紧邻喉返神经，其内结节与周边结构间通常没有正常腺体间隔，消融前一般都需要液体隔离且结节边缘消融时应尽量避免因过分追求彻底性而造成严重副损伤。

4. 胸骨后甲状腺肿（SSG）　有学者将其分类于甲状腺先天性异常的一种，一般情况下主动脉弓上缘以上部分结节超声能够清晰显示，而以下部分显示困难。SSG常需要采用分次消融，其他策略需根据结节大小、结构等具体考虑。随着消融灶逐渐吸收结节缩小，通常SSG分级可由Ⅲ级转为Ⅰ级乃至完全消失。

第五节　并发症及其预防与处理

超声引导下热消融治疗甲状腺良性结节是一种安全的微创治疗方法，据报道总体并发症发生率仅为2.11%，严重并发症发生率为1.27%。并发症包括神经损伤、出血及血肿、结节破裂、皮肤肌肉烧伤、感染及甲状腺功能异常等；不良反应有疼痛、迷走神经功能性亢进等。介入超声医师全面了解并发症及其防治对技术安全、有效开展非常重要。

一、颈部神经损伤

颈部神经损伤是甲状腺良性结节热消融治疗的主要并发症，一般发生率为0.1%~0.7%。当结节紧贴喉返神经或VN时，在结节消融过程中热辐射可能直接对神经造成热损伤，导致声音改变，大多在3个月内因对侧声带代偿而恢复。甲状腺腺体水肿或出血形成血肿压迫喉返神经/VN及局部注射麻醉药物也可导致声音改变，但这种改变通常是短暂的，通常会在数十分钟或数天内恢复。紧邻颈总动脉结节消融时可致交感神经热损伤，导致霍纳综合征。另有关于消融导致脊髓神经和臂丛神经损伤的报道，由于解剖位置较深，损伤发生率极低。

（一）预防措施

1. 尽量选择"经峡部"穿刺路径和"移动消融技术"。

2. 结节贴近"危险三角区"部分分次消融。

3. 采取液体隔离技术保护周围神经。

4. 消融前超声鉴别迷走神经解剖位置是否异常。

5. 避免电极针穿透后被膜，防止交感神经节等损伤。

6. 必须连续而谨慎地在超声引导下跟踪电极针尖端。

（二）处理方法

消融术中操作者应根据情况适时与患者交流，及时发现声音改变。一旦发生声音嘶哑，首先判断发生原因。如一侧喉返神经或VN热损伤，应停止对侧结节消融。术后给予口服泼尼松减轻炎症和水肿，口服维生素B_6、甲钴胺等营养神经治疗。嘱患者适度积极发音促进恢复。

二、出血及血肿

出血及血肿是甲状腺良性肿瘤热消融治疗的主要并发症，报道发生率为0.1%~0.56%。出血通常发生在甲状腺周围、甲状腺内、结节内（图2-1）和颈部肌肉和软组织层内，属机械性损伤。

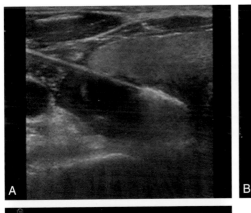
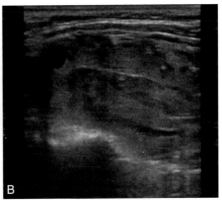
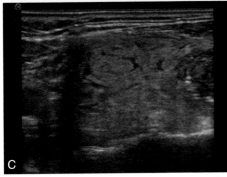

图2-1 消融中出血超声图像
A.甲状腺周出血，甲状腺周围见无回声区；B.结节内出血，甲状腺结节内部见高回声或无回声区；C.甲状腺腺体内出血，甲状腺腺体呈"大理石纹"样改变。

（一）预防措施

1. 术中监测患者血压并维持正常范围内。

2. 避开穿刺路径上的粗大血管，并预先消融路径上结节近端动脉和静脉。

3. 尽量选择"经峡部"穿刺路径　穿刺避开颈前静脉，移动消融过程中建议电极针在结节内进退移动，避免退至腺体外而反复穿刺腺体被膜周围。

4. 必要时可消融前肌内注射止血药物。

（二）处理方法

1. 局部（出血部位或针道）　压迫30分钟到2小时，绝大多数出血可停止，血肿一般在1周~2周内消失。

2. 结节内出血　一般不予处理，若出血量多应立即抽出并注射止血药物后观察有无活动性出血。

3. 严重血肿　压迫气管者请外科处理。

4. 如在极少数情况下，经上述处理后仍持续存在活动性出血则需请外科或介入科处理。

出血应以预防为主、治疗为辅，由于严重的血肿可能压迫气道，建议术中和术后密切观察，通过仔细监测电极针针尖位置、随时扫查、发现出血及时给予压迫防止严重出血。

三、结节破裂

结节破裂（图2-2）是甲状腺良性结节热消融特有的并发症，其发生率为0.17%，易发生于结节贴近前被膜且被膜张力较高者，术后数天到5个月不等突发颈部疼痛及肿胀症状。一般不需要特殊处理，症状在1周~2周内改善，必要时内科抗感染治疗，严重化脓时需要专科处理。

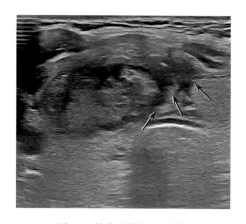

图2-2　结节破裂的超声图像
甲状腺消融灶部分边缘不连续，见低回声区，从结节延伸至甲状腺被膜外。红色箭头示结节内部坏死物质突破出甲状腺组织至甲状腺被膜。

四、皮肤、肌肉、气管、食管等热损伤

皮肤、肌肉、气管及食管等热损伤并发症罕见，正常规范操作下一般不会发生。

（一）预防措施

1. 选择适当型号电极针，消融中时刻保持针尖可见，必要时采用局部注射液体隔离技术，按照适形消融原则（即高回声覆盖结节边缘时消融即停）可有效预防。

2. 保持患者存在咳嗽反射，当患者发生咳嗽反射时立即停止热消融，避免加重气管热辐射损伤。

3. 有报道为避免食管热损伤，在消融近食管部位结节时可采用让患者吞咽冷水的方法进行预防。

4. 使用单极射频消融时，负极板垫片与皮肤平整无缝隙紧密贴合可预防附着部位皮肤烧伤。

（二）处理方法

1. 一旦发生皮肤、肌肉等热损伤，采用冷敷、涂抹烫伤药治疗，必要时请专科治疗。

2. 食管热损伤一旦发生需请外科处理。

五、感染

罕见。严格遵循无菌操作原则，采用一次性电极针，必要时消融治疗后口服抗菌药3天~5天可有效预防感染发生。一旦发生感染，建议积极内科抗感染治疗。

六、甲状腺功能异常

热消融术后可能发生短暂的甲状腺功能亢进，如无临床症状则无须特殊治疗，通常在1个月~3个月内恢复。如存在临床症状则需内科对症治疗。非功能性和自主功能性甲状腺结节的患者中有甲状腺功能减退的报道，因此建议这些患者在随访期间进行甲状腺功能检查。韩国相关文献报道，极少数患者在消融术后因甲状腺功能减退需长期服药。

七、疼痛

疼痛为最常见的不良反应，消融中有时患者颈部和/或头部、耳部、肩膀、胸部、背部或牙齿等有不同程度的疼痛，呈放散性，通常可忍受，无须治疗，停止消融后可迅速自行缓解。防治措施有：术前前被膜充分麻醉；术中减少输出功率或关闭消融系统；术后服用止痛药物等。

八、迷走神经功能亢进

迷走神经功能亢进即迷走神经兴奋性增高，较少见。如患者术中或术后出现头晕、头痛、视物模糊、肢体发凉怕冷、出汗、心动过缓等，应考虑为迷走神经功能亢进。主要原因与热刺激、患者精神过度紧张，睡眠不佳等有关。术中出现迷走神经功能亢进首先应立即停止消融，应严密监测生命体征，采取平卧位、下肢抬高、保暖等措施；如自行缓解，一般无须特殊处理；严重者需请临床相关专科协助治疗。另外，消融前心理疏导、缓解患者紧张情绪、嘱患者保持良好睡眠有助于预防。

九、其他并发症

甲状腺良性结节热消融中并发症除上述以外，报道中还有药物过敏等，如出现需对症处理。

为了安全有效地进行消融，操作者应熟知颈部及甲状腺周围解剖结构、熟练掌握技术要领，并了解消融相关并发症及防治方法。为了避免并发症的发生，操作者在操作过程中一定要保证对电极针，尤其是针尖的实时监测。

第六节　术后管理

甲状腺良性结节热消融治疗术后管理包括即刻和长期疗效评估、再次消融时间的确定等，评估内容主要包括消融灶吸收、并发症的治疗与恢复、甲状腺功能、临床症状及美容情况等，具体如下。

一、即刻疗效评估

主要包括消融范围和并发症。

（一）消融范围评估

1. 二维超声　消融时消融灶因组织水分气化呈高回声，气化吸收后消融灶呈不均匀低回声，二维超声可以初步评估消融范围。

2. 彩色多普勒超声　治疗后消融灶内组织坏死，血流消失，彩色多普勒超声可用来进一步评估消融范围。

3. 超声造影　有条件者在消融治疗前、消融后即刻、必要时消融治疗中对目标病灶进行超声造影检查，以便精准评估消融范围。超声造影是通过对比剂（如六氟化硫微泡）来增强血液的背向散射，使细小血管清楚显示。凝固性坏死的消融灶没有血流供应，超声造影显示无增强。若发现超声造影显示局部有增强，提示存在残余病灶，应及时补充消融。

（二）并发症评估

从麻醉开始到消融结束的整个治疗过程，操作者、助手和护士随时监测患者生命体征、观察表情、有无出血及声音变化等，以便出现不良状况及时发现。操作者通过超声扫查观察穿刺路径、甲状腺内外及结节内是否出现新的液性暗区，是否逐渐增大来评估有无出血及活动性出血；操作者适时与患者语言交流来观察声音变化；护士监测心电监护仪，观察患者生命体征变化。

二、长期疗效评估

（一）消融效果的评估

内容包括消融灶吸收、结节体积变化、结节残留和复发情况及气管受压和狭窄的恢复情况。随访时间为消融后 1、6、12 个月，此后每 6 个月~12 个月一次，至消融灶消失或确认残余/复发。若残余/复发后再次治疗，则随访时间重新计算。主要手段是超声检查，必要时行其他影像学检查，如气管压迫、SSG 时行 CT 或 MRI 等。

随访复查时，二维及彩色多普勒超声检查结节大小、回声、血流，超声造影检查评估消融灶大小、残留灶及复发，并分别计算消融灶和结节的体积及体积减小率（volume reduction rate，VRR）。VRR 计算公式如下：

$$VRR_{(消融灶)} = \left[\left(V_{(消融后即刻)} - V_{(随访时)} \right) / V_{(消融后即刻)} \right] \times 100\%$$

$$VRR_{(结节)} = \left[\left(V_{(消融前)} - V_{(随访时)} \right) / V_{(消融前)} \right] \times 100\%$$

$$V_{(残留)} = V_{(结节)} - V_{(消融灶)}$$

彩色多普勒超声对小血管和低速、慢速血流的检测不够敏感，为了克服彩色多普勒超声的这些缺点，建议随访过程中适时应用超声造影检查辅助评估消融病灶、残留及复发等情况。

（二）并发症相关评估

随访中观察、评价消融术中并发症的治疗和恢复情况，同时判断有无结节破裂、感染等其他并发症发生。其中，血肿和结节破裂需要由医师根据超声检查结合患者症状等进行判断；声音嘶哑情况主要由患者进行自我评估，恢复后再由医师通过纤维喉镜检查评估声带情况。

（三）甲状腺功能评价

2017KSThR指南中指出，在消融治疗后1周检测甲状腺功能指标TSH、FT$_3$、FT$_4$，异常者应每月评价直到指标正常为止，必要时专科就诊。

（四）自主性高功能甲状腺结节（AFTN）评价

除超声及超声造影检查外，推荐使用ECT、血清甲状腺激素和甲状腺激素浓度进行评估。

（五）症状及美容效果评价

症状减轻或消失，美容评分减低。

第七节　病　例　讲　解

一、病例2-1：实性结节

（一）病例资料

患者，女性，55岁。甲状腺左叶中部腹侧一实性等回声结节，大小21mm×21mm×15mm（图2-3），紧邻前被膜，与后被膜间存在5mm左右正常甲状腺组织，周边环绕丰富血流信号。穿刺细胞学病理:结节性甲状腺肿。

（二）治疗策略

经皮穿刺适形射频消融治疗。

1. 经峡部穿刺路径；

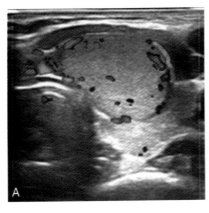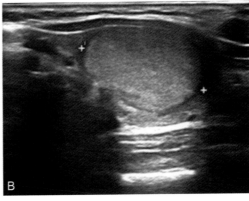

图2-3　病例2-1超声图像

超声示甲状腺左叶中部腹侧等回声，大小21mm×21mm×15mm，周边环绕丰富血流信号。A为彩色多普勒超声横切面，B为二维超声纵切面。

2. 局部麻醉同时行前被膜外液体隔离；

3. 移动模式适形消融。

（三）治疗过程

1. 液体隔离（ER 2-10）

经峡部穿刺行穿刺点、路径及前被膜局部麻醉，同时前被膜外行液体隔离。

ER 2-10
病例 2-1
液体隔离

2. 消融过程（ER 2-11）

电极针经峡部穿刺，经部分正常腺体送入结节内，针尖送至结节远端，由背侧至腹侧，从下极到上极逐层进行移动消融。移动过程：电极针抵至结节远端后启动60W消融，产生气化高回声1~2秒即回退电极针至结节远端，停止消融；改变方向再送电极针尖至结节远端，启动消融、回退近端。周边移动速度略快，中央移动速度略慢，如此反复消融整个切面。移动探头至上一层切面，启动移动消融，直至整个结节被气化高回声覆盖。14秒针尖上挑以远离气管，46秒及1分50秒分别为第一、二层面消融结束后移动探头纵切观察消融范围。

ER 2-11
病例 2-1
消融过程

（四）消融后评估

1. 即刻超声造影（ER 2-12）

ER 2-12
病例 2-1
即刻超声造影

整个结节呈无增强，范围24mm×20mm×15mm，无出血等并发症。

2. 长期随访（图2-4）

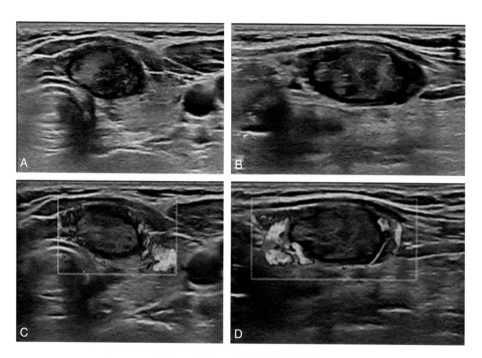

图2-4　病例2-1消融后随访超声图像

消融后3、6个月，二维超声显示结节呈不均匀低回声，大小为22mm×15mm×12mm、19mm×16mm×11mm,彩色多普勒超声:结节内部未见血流信号,6个月时,VRR 56%。无结节破裂等并发症。消融后3个月：A、B为二维超声横切面、纵切面；C、D为彩色多普勒超声横切面、纵切面。

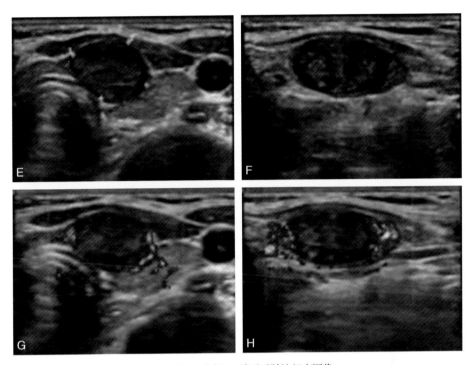

图2-4（续） 病例2-1消融后随访超声图像

消融后6个月：E、F为二维超声横切面、纵切面；G、H为彩色多普勒超声横切面、纵切面。

二、病例2-2：实性结节

（一）病例资料

患者，女性，36岁。甲状腺右叶下极一实性等回声结节，大小35mm×20mm×18mm，边界清晰、边缘光滑，周边可见连续均匀低回声晕。彩色多普勒超声：周边环绕血流信号，内部血流信号较丰富（图2-5）。细胞学病理：结节性甲状腺肿。

（二）治疗策略

经皮穿刺适形射频消融治疗。

1. 经峡部穿刺路径；

2. 结节位于下极且紧邻被膜，需行液体隔离，内、背侧尤甚；

3. 移动模式适形消融；

4. 穿刺路径结节近端环形动脉血流信号，拟消融动脉后行结节消融。

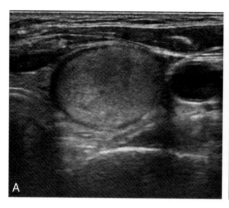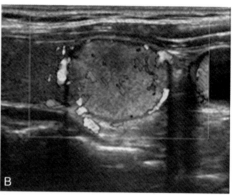

图2-5　病例2-2超声图像

超声示甲状腺右叶下极等回声，大小35mm×20mm×18mm，边界清晰、边缘光滑，周边可见连续均匀低回声晕。彩色多普勒超声：周边环绕血流信号，内部血流信号较丰富。A为二维超声横切面；B为彩色多普勒超声纵切面。

（三）治疗过程（ER 2-13）

ER 2-13
病例 2-2
治疗过程

经峡部穿刺行结节内、背侧液体隔离，电极针穿刺至结节近端先行动脉消融，后送入结节内至其远端，启动消融系统，逐层、逐切面依次移动消融，周边移动较快，中央移动较慢，直至整个结节被气化高回声覆盖，停止消融。33秒高回声气化带示周边静脉消融，1分43秒、3分25秒示暂停消融改变探头方向观察消融范围。

消融后评估　即刻超声造影（ER 2-14）：

ER 2-14
病例 2-2
即刻超声造影

整个结节呈无增强，范围24mm×22mm×17mm，无出血等并发症。

三、病例2-3：实性结节，胸骨后甲状腺肿

（一）病例资料

患者，女性，65岁。甲状腺右叶一实性不均匀略低回声结节，大小约

60mm×32mm×32mm，部分位于胸骨后（图2-6A）。CT：Ⅱ度胸骨后甲状腺肿，伴气管明显受压偏移、变窄，最窄处内径6mm（图2-6B、图2-6C、图2-6D）。临床症状和体征：轻度呼吸困难，低头时出现窒息感、严重打鼾、结膜充血、口唇发绀。因气管狭窄严重，恐切除手术后气管塌陷，经外科医生介绍就诊。穿刺细胞学病理：结节性甲状腺肿。

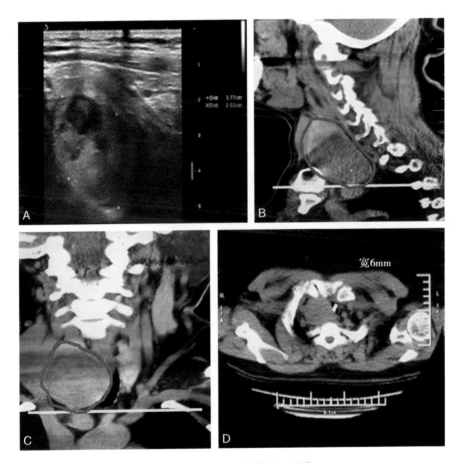

图2-6　病例2-3超声图像及CT图像

A.二维超声纵切面：结节向胸骨后延伸，下极显示不清；B、C.CT矢状位、CT冠状位，结节下极超过胸廓入口，达主动脉弓水平以下，红色为甲状腺结节轮廓，黄色为下极水平；D.CT横断位，甲状腺右叶体积增大，气管向左偏移，管腔狭窄，宽约6mm，黄色为气管宽度。

（二）治疗策略

经皮穿刺适形分次射频消融治疗。

1. 经峡部穿刺路径；

2. 结节较大且胸骨后部分显示不清，采用分次移动消融；

3. 首次消融超声可清晰显示结节部分，且体积不宜过大，后内侧及下极保留，无须液体隔离；

4. 二次消融时机　首次消融后观察，待消融的残余部分占结节50%以上且超声下显示清楚；

5. 消融后严密观察患者颈部肿胀情况及生命体征。

（三）治疗过程

1. 首次消融（ER 2-15）

常规消毒，铺洞巾，皮肤穿刺点及路径至腺体前被膜局部麻醉，无须液体隔离，电极针经峡部穿刺至结节内清晰部位行移动消融。

ER 2-15
病例 2-3
首次消融

2. 首次消融后评估（图2-7）

3. 二次消融（ER 2-16）

电极针经峡部穿刺至结节内清晰显示安全部位移动消融，气化高回声至结节边缘即止，避免边缘过度消融。

ER 2-16
病例 2-3
二次消融

（四）消融后评估

1. 并发症评估　二次消融后即刻患者呕吐，几分钟后缓解；第二天出现声音嘶哑，1个月后自行恢复。

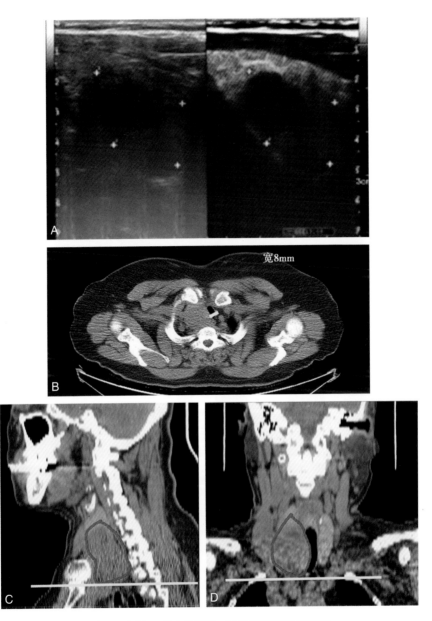

图2-7　病例2-3首次治疗后3个月超声造影及CT图像

A.超声造影，消融灶无增强及与残余结节等增强，结节大小47mm×27mm×30mm，结节体积减小率48%，残留结节清晰显示；B.CT横断位示气管受压缓解，最窄处位置上移，最窄处内径8mm；C.D.CT矢状位、冠状位，结节下极上移至主动脉弓上方（Ⅰ度），结节大小47mm×41mm×32mm，体积30.83ml，VRR 35%。低头窒息感症状消失，其他症状减轻。

2. 消融灶评估（图2-8）

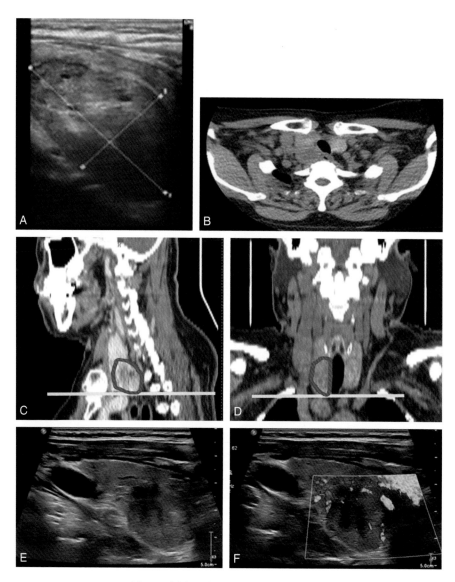

图2-8　病例2-3消融后超声及CT复查图像

二次消融后1个月，A为二维超声纵切面：结节大小45mm×40mm×30mm，体积27ml，VRR 43%。二次消融后18个月，B为CT横断位：气管正中位，最窄处内径11mm，C、D为CT矢状位及冠状位：结节下极上移至胸廓入口以上，临床症状消失。二次消融后27个月，E、F为二维及彩色多普勒超声纵切面：消融灶全部消失，结节大小26mm×24mm×20mm，体积6.24ml，VRR 87%。

四、病例 2-4：ZT 叶内实性结节

（一）病例资料

患者，女性，43岁。左叶下极 ZT 叶内一实性等回声结节，大小 35mm × 19mm × 11mm（图 2-9），边界清晰、边缘规整，其前上端与甲状腺组织连续。穿刺细胞学病理：结节性甲状腺肿。

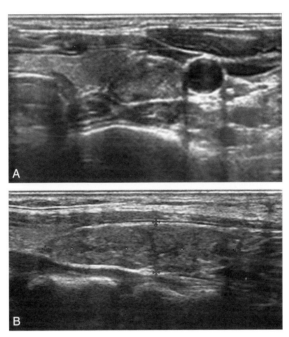

图 2-9　病例 2-4 超声图像

超声示左叶下极 ZT 叶等回声，大小 35mm × 19mm × 11mm，边界清晰、边缘规整，其前上端与甲状腺组织连续。A、B 为二维超声横切面、纵切面。

（二）治疗策略

经皮穿刺适形射频消融治疗。

1. 经峡部、经腺体连接部穿刺路径；

2. 结节周围行液体隔离；

3. 移动消融联合多点叠加消融；

4. 结节周围几乎无正常腺体，消融范围尽量在结节被膜内，必要时适当残留以避免副损伤。

（三）治疗过程（图2-10）

（四）消融后评估

1. 即刻超声（图2-11）

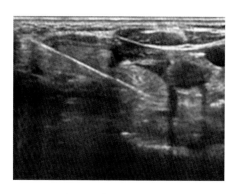

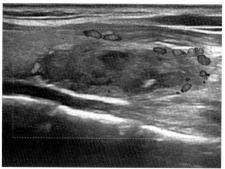

图2-10　病例2-4消融过程

电极针经峡部、经腺体连接部穿刺至结节内，由远到近，由下到上，移动联合多点叠加消融，直至整个结节被气化的高回声覆盖，消融结束。

图2-11　病例2-4即刻超声图像

即刻二维及彩色多普勒超声纵切面：结节内几乎均为低回声，彩色多普勒显示结节内未见血流信号。

2. 即刻超声造影（图2-12）

3. 长期随访（图2-13）

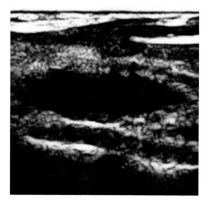

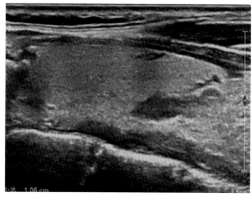

图2-12　病例2-4即刻超声造影图像

即刻超声造影纵切面：结节内呈无增强，范围45mm×15mm×12mm，几乎覆盖整个结节。无声音嘶哑等并发症。

图2-13　病例2-4消融后随访超声

消融后9个月二维超声纵切面：结节大小10mm×4mm×3mm，VRR 90%。

五、病例2-5：峡部实性结节

（一）病例资料

患者，女性，44岁。峡部一实性等回声结节，大小15mm×15mm×9mm，右叶一混合性结节，大小12mm×10mm×9mm。彩色多普勒超声：血流信号不丰富（图2-14）。临床症状：颈部包块及异物感。穿刺细胞学病理：两枚结节均为结节性甲状腺肿。

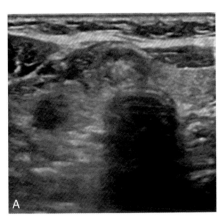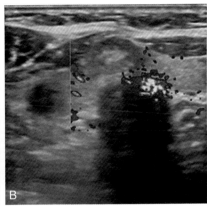

图2-14　病例2-5超声图像

超声示峡部等回声，大小15mm×15mm×9mm，右叶混合性回声，大小12mm×10mm×9mm，彩色多普勒超声：血流信号不丰富。

A.二维超声横切面；B.彩色多普勒超声纵切面。

（二）治疗策略

经皮穿刺适形射频消融治疗。

1. 峡部结节位置表浅，为防止皮肤灼伤，在甲状腺前被膜前行液体隔离；

2. 多点叠加消融；

3. 消融后即刻冰袋冷敷降温。

（三）治疗过程

1. 液体隔离（ER 2-17）

经结节一侧穿刺，行穿刺点、路径及前被膜前局部麻醉，同时行液体隔离。

ER 2-17
病例 2-5
液体隔离

2. 消融过程（ER 2-18）

电极针在结节一侧经部分腺体穿刺至结节深部，针尖至结节远端，启动消融并上抬针尖远离气管，当气化高回声达结节边缘即停止。调整电极针方向与结节内进行多点叠加消融，至整个结节被气化高回声覆盖时停止消融。1分4秒移动探头评估消融范围，对未消融部分行补充消融。

ER 2-18
病例 2-5
消融过程

3. 消融后评估

即刻超声造影（ER 2-19）：

峡部结节无增强，大小15mm×15mm×8mm；消融右叶结节同为无增强。无出血、结节破裂等并发症。

ER 2-19
病例 2-5
即刻超声造影

六、病例2-6：实性结节，微波消融

（一）病例资料

患者，女性，40岁。甲状腺右叶中部背侧一实性等回声结节，大小21mm×15mm×13mm，紧邻后被膜、气管和食管。彩色多普勒超声：以周边血流为主，较丰富，其下方一混合回声结节，大小14mm×12mm×11mm（图2-15）。穿刺细胞学病理：结节性甲状腺肿。

（二）治疗策略

经皮穿刺适形微波消融治疗。

1. 经峡部穿刺路径；

2. 经部分正常腺体，多点叠加消融；

3. 结节内侧、背侧及外侧充分液体隔离。

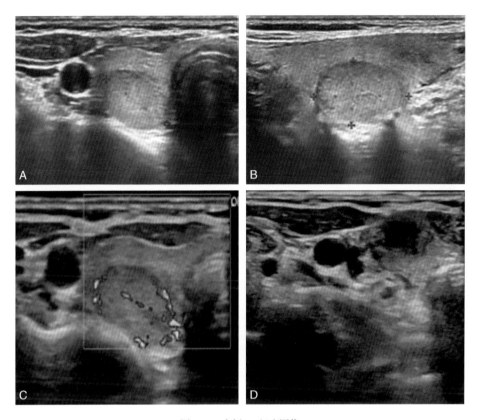

图2-15　病例2-6超声图像

超声示甲状腺右叶中部背侧等回声，大小21mm×15mm×13mm，紧邻后被膜、气管和食管。彩色多普勒超声：以周边血流为主，较丰富，其下方一混合回声，大小14mm×12mm×11mm。

A、B.二维超声横切面、纵切面；C.彩色多普勒超声横切面；D.混合性结节的二维超声横切面。

（三）治疗过程

1. 液体隔离（ER 2-20）

经峡部穿刺，麻醉穿刺路径，同时外侧被膜外注射液体隔离，生理盐水行结节内侧、背侧液体隔离。

ER 2-20
病例2-6
液体隔离

2. 消融过程（ER 2-21）:

ER 2-21
病例2-6
消融过程

将微波天线经峡部穿刺送至结节内，先经内侧深部至结节远端，前段抵至结节边缘，启动消融同时上挑针尖远离喉返神经部位，采用不同穿刺方向多点叠加固定消融，直至整个结节被气化高回声覆盖。

（四）消融后评估
1. 即刻超声造影（ER 2-22）

ER 2-22
病例2-6
即刻超声造影

两枚消融结节均呈无增强，大小分别为22mm×14mm×12mm和14mm×13mm×9mm。无出血、声音嘶哑等并发症。

2. 长期随访（图2-16）

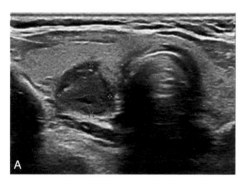
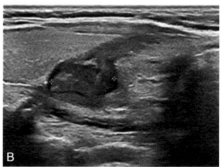

图2-16　病例2-6消融后随访超声图像

消融后1、3个月复查超声，消融灶呈不均匀低回声，大小为16mm×11mm×11mm、14mm×11mm×10mm。彩色多普勒超声：未见血流信号。3个月时，VRR 63%。A、B分别为消融后1个月二维超声横切面、纵切面及彩色多普勒超声纵切面。

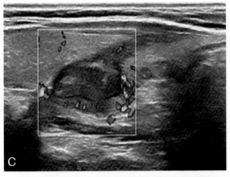
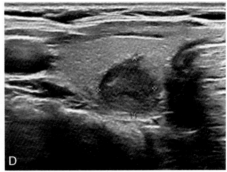
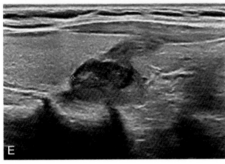

图2-16（续）　病例2-6消融后随访超声图像
C为消融后1个月二维超声横切面、纵切面及彩色多普勒超声纵切面；D、E为消融后3个月二维超声横切面、纵切面。

七、病例2-7：混合性结节（偏心囊性部分<50%）

（一）病例资料

患者，女性，56岁。甲状腺右叶上极一实性等回声为主混合性结节，大小30mm×25mm×18mm，周边血流环绕，内部血流信号较丰富（图2-17）。超声造影示实性部分呈均匀高增强（ER 2-23）。穿刺细胞学病理：倾向结节性甲状腺肿囊性变。

超声造影示实性部分呈均匀高增强。

ER 2-23
病例 2-7
消融前超声造影

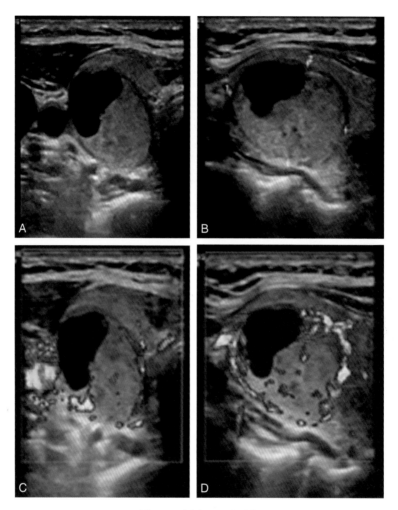

图2-17 病例2-7超声图像

超声示甲状腺右叶上极等回声为主混合性回声，大小30mm×25mm×18mm，周边血流环绕，内部血流信号较丰富。

A、B.二维超声横切面、纵切面；C、D.彩色多普勒超声横切面、纵切面。

（二）治疗策略

经皮穿刺适形射频消融治疗。

1. 经峡部穿刺路径；

2. 后被膜外液体隔离；

3. 实性部分移动消融。

（三）治疗过程

1. 液体隔离（ER 2-24）

经峡部行穿刺路径及前被膜局部麻醉，结节后被膜外液体隔离。

ER 2-24
病例 2-7
液体隔离

2. 消融过程（ER 2-25）

电极针经峡部穿刺由内侧至结节后部远端，针尖抵至被膜内，启动消融后略上挑针尖，在实性部分内移动消融。直至实性部分高回声完全覆盖后，将电极针送至囊性内行囊腔及囊壁消融。

ER 2-25
病例 2-7
消融过程

（四）消融后评估

1. 即刻超声（图2-18、ER 2-26）

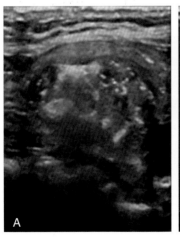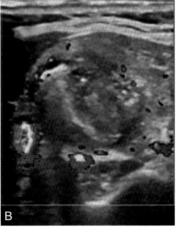

图2-18　病例2-7即刻超声图像
A.结节完全被气化高回声覆盖；B.结节内部无血流信号。A为即刻二维超声纵切面；B为即刻彩色多普勒超声横切面、纵切面。

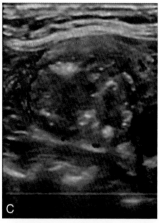

图2-18（续） 病例2-7即刻超声图像
C.结节内部无血流信号；D.整个结节呈
无增强，范围32mm×25mm×15mm，
无出血等并发症。C为即刻彩色多普
勒超声横切面、纵切面；D为即刻超
声造影横切面。

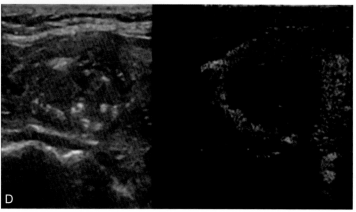

ER 2-26
病例2-7
即刻超声造影

整个结节呈无增强，范围32mm×25mm×15mm。

2. 长期随访（图2-19）

八、病例2-8：混合性结节（囊性部分>50%，薄壁分隔）

（一）病例资料

患者，女性，23岁。甲状腺右叶下极一混合性结节，大小32mm×22.5mm×

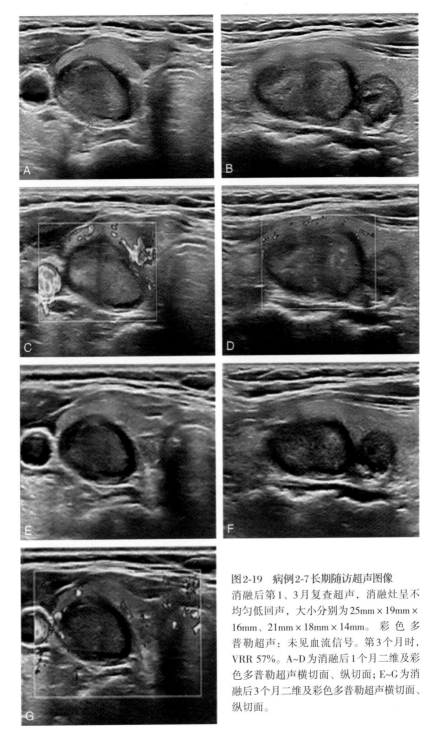

图2-19　病例2-7长期随访超声图像

消融后第1、3月复查超声,消融灶呈不均匀低回声,大小分别为25mm×19mm×16mm、21mm×18mm×14mm。彩色多普勒超声:未见血流信号。第3个月时,VRR 57%。A~D为消融后1个月二维及彩色多普勒超声横切面、纵切面;E~G为消融后3个月二维及彩色多普勒超声横切面、纵切面。

13.8mm，囊性为主呈分隔状，内见粗大条索样等回声，囊壁薄且光滑。彩色多普勒超声：血流信号丰富（图2-20）。穿刺细胞学病理：倾向结节性甲状腺肿囊性变。

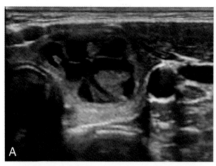

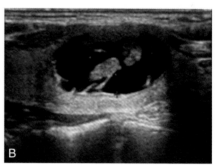

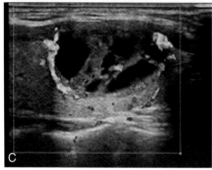

图2-20　病例2-8超声图像
A.二维超声横切面、纵切面；B.彩色多普勒超声纵切面。
超声示甲状腺右叶下极混合性回声，大小32mm×22.5mm×13.8mm，囊性为主呈分隔状，内见粗大条索样等回声，囊壁薄且光滑。彩色多普勒超声：血流信号丰富。

（二）治疗策略

经皮穿刺抽液、硬化及射频消融治疗。

1. 经峡部穿刺路径；

2. 囊性部分先抽液、冲洗硬化、抽出硬化剂后多点叠加消融。

（三）治疗过程

1. 抽液过程（ER 2-27）

ER 2-27
病例2-8
抽液过程

麻醉后，经峡部穿刺大囊腔抽出稀薄褐色透明囊液（图2-21）。

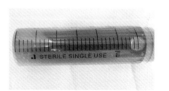

图2-21　病例2-8抽出囊液
抽出囊液：稀薄褐色透明样囊液。

2. 硬化治疗（ER 2-28）

硬化剂囊腔冲洗2次后抽出，至硬化剂澄清。

ER 2-28
病例 2-8
硬化过程

3. 消融治疗（ER 2-29）

电极针经峡部穿刺至结节内多点叠加消融，由远至近，从后到前，直至整个结节被气化高回声覆盖。无出血等并发症。

ER 2-29
病例 2-8
消融过程

九、病例2-9：混合性结节（囊内出血，囊性部分>50%）

（一）病例资料

患者,男性,62岁。甲状腺左叶一混合性结节,大小59mm×42mm×33mm,以囊性为主,囊内见大量细小点状回声漂浮（图2-22）,实性部分少许血流信号。穿刺细胞学病理：倾向结节性甲状腺肿,可见炎细胞及泡沫细胞。

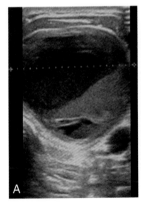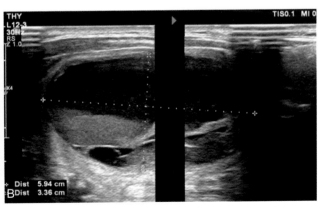

图2-22　病例2-9超声图像

超声示甲状腺左叶混合性回声,大小59mm×42mm×33mm,以囊性为主,囊内见大量细小点状回声漂浮。A、B为二维超声横切面、纵切面。

（二）治疗策略

经皮穿刺抽液、射频消融治疗。

1. 经峡部穿刺路径；

2. 结节囊性部分考虑囊内出血，先抽出液体，再进行实性部分多点叠加消融。

（三）治疗过程

1. 抽液过程（ER 2-30）

ER 2-30
病例2-9
抽液过程

局部麻醉后，经峡部穿刺至囊腔内，抽出暗红色略黏稠液体（图2-23）。

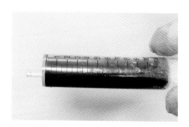

图2-23　病例2-9抽出囊液
抽出囊液：暗红色略黏稠液体。

2. 消融过程（ER 2-31）

ER 2-31
病例2-9
消融过程

电极针经峡部穿刺至结节实性部分内，行移动联合多点叠加消融，至结节完全被气化高回声覆盖。无出血等并发症。

3. 消融后评估

消融后1天复查超声（图2-24）。

十、病例2-10：混合性结节（囊性部分>50%），微波消融

（一）病例资料

患者，女性，41岁。甲状腺右叶下极一混合性结节，大小40mm×26mm×16mm，囊性为主伴部分菲薄囊壁，结节内部实性部分形状不规则、部分条

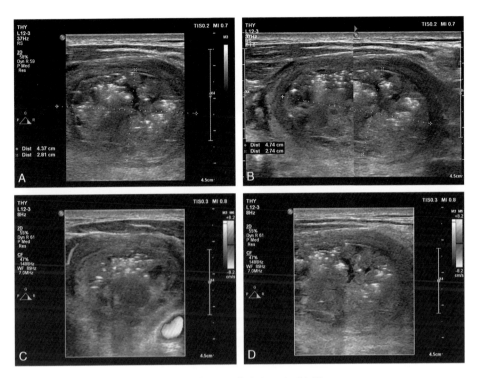

图2-24　病例2-9消融后1天超声图像

超声：消融灶呈不均匀低回声。彩色多普勒超声：未见血流信号。A~D为二维及彩色多普勒超声横切面、纵切面。

状分隔，血流信号较丰富（图2-25）。结节紧邻背侧被膜，与前、侧被膜间有约2mm距离。超声造影（ER 2-32）示结节实性部分呈等增强。

超声造影示结节实性部分呈等增强。

ER 2-32
病例 2-10
消融前超声造影

（二）治疗策略

经皮穿刺抽液、微波消融治疗。

1. 经峡部穿刺路径；

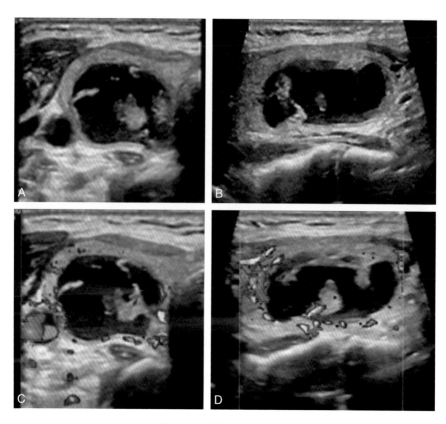

图2-25　病例2-10超声图像

超声示甲状腺右叶下极混合性回声，大小40mm×26mm×16mm，囊性为主伴部分菲薄囊壁，结节内部实性部分形状不规则、部分条状分隔，血流信号较丰富，A~D为二维及彩色多普勒超声横切面、纵切面。

2. 抽液后行实性部分多点叠加消融；

3. 因内侧和背侧囊壁较薄，必要时消融后附加硬化化学消融。

（三）治疗过程

1. 局部麻醉及前被膜麻醉（ER 2-33）

ER 2-33
病例2-10
局部麻醉及
前被膜麻醉

经峡部穿刺路径局部麻醉至前被膜。

2. 抽液过程（ER 2-34）

抽取囊内液体，液体呈暗红色，略黏稠。

ER 2-34
病例 2-10
抽液过程

3. 消融过程（ER 2-35）

液体抽出后，微波天线经峡部穿刺对实性部分进行多点叠加消融。消融近内侧、背侧部分时针尖上挑远离神经部位。

ER 2-35
病例 2-10
消融过程

4. 硬化剂注射（ER 2-36）

结束消融后，向结节内侧及背侧囊腔内注射硬化剂，进行化学消融增加疗效。

ER 2-36
病例 2-10
硬化剂注射

5. 消融后评估
即刻超声（图 2-26、ER 2-37）。

整个结节呈无增强，大小 25mm×21mm×18mm。无声音嘶哑等并发症。

ER 2-37
病例 2-10
即刻超声造影

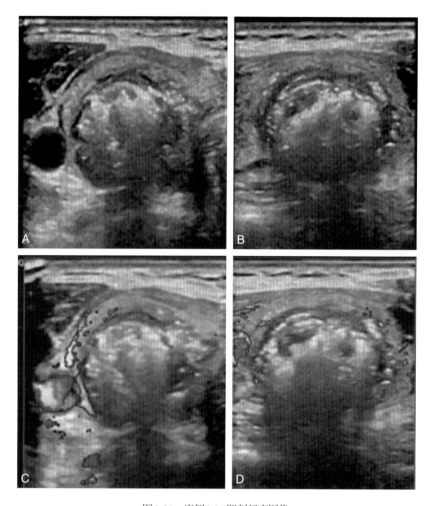

图2-26 病例2-10即刻超声图像

超声：气化高回声覆盖整个结节。彩色多普勒超声：结节内无血流信号。A~D为即刻二维及彩色多普勒超声横切面、纵切面。

十一、病例2-11：海绵样结节，微波消融

（一）病例资料

患者，男性，40岁。甲状腺右叶中部一海绵样结节，大小20mm×12mm×14mm，结节外侧和背侧紧邻被膜，以周边为主少许血流信号（图2-27）。穿刺细胞学病理：结节性甲状腺肿。

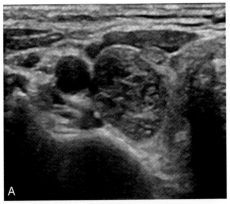

图2-27　病例2-11超声图像

超声示甲状腺右叶中部混合性回声，大小20mm×12mm×14mm，呈海绵样，结节外侧和背侧紧邻被膜，以周边为主少许血流信号。A~C为二维及彩色多普勒超声横切面、纵切面。

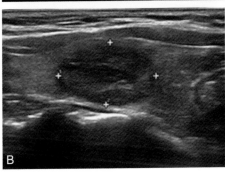

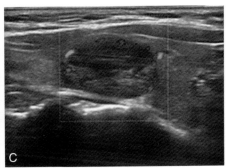

（二）治疗策略

经皮穿刺适形微波消融治疗。

1. 经峡部穿刺路径；

2. 结节外侧及后被膜外液体隔离；

3. 直接消融治疗。

（三）治疗过程

1. 液体隔离（ER 2-38）

经峡部穿刺路径至前被膜局部麻醉，同时前被膜前及外侧液体隔离；经侧颈部穿刺行后被膜外液体隔离。

ER 2-38
病例 2-11
液体隔离

2. 消融过程（ER 2-39）

ER 2-39
病例 2-11
消融过程

微波天线经峡部穿刺至结节内，抵至结节远端后启动 40W 消融，结合气化高回声覆盖位置调整天线方向逐层多点叠加消融，直至结节完全被气化高回声覆盖。

（四）消融后评估
1. 即刻超声造影（ER 2-40）

ER 2-40
病例 2-11
即刻超声造影

整个结节呈无增强，大小 21mm×12mm×16mm。无出血等并发症。

2. 长期随访（图2-28）

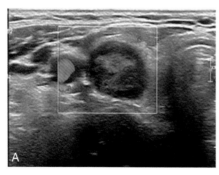
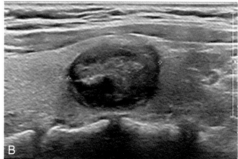

图2-28 病例2-11长期随访超声图像

消融后第1、3、6月超声复查，消融灶呈不均匀低回声，大小分别为19mm×13mm×14mm、16mm×11mm×14mm、15mm×11mm×12mm。彩色多普勒超声：未见血流信号。超声造影：消融灶呈无增强。6个月时，VRR 42%。A~B为消融后1个月二维及彩色多普勒超声横切面、纵切面。

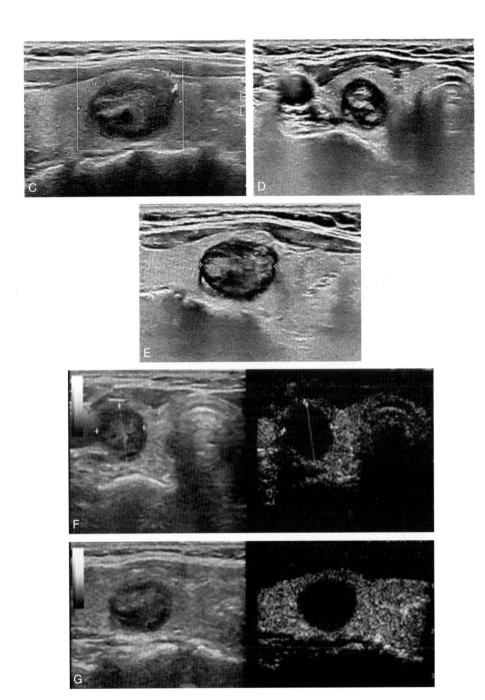

图2-28（续）　病例2-11长期随访超声图像

C为消融后1个月二维及彩色多普勒超声横切面、纵切面；D、E为消融后3个月二维超声横切面、纵切面；F、G为消融后6个月超声造影横切面、纵切面。

十二、病例2-12：混合性结节（囊性部分>50%），微波消融

（一）病例资料

患者，女性，50岁。甲状腺左叶中部一混合性结节，大小31mm×20mm×18mm，实性成分呈较宽网状分隔（图2-29）。穿刺细胞学病理：结节性甲状腺肿囊性变。

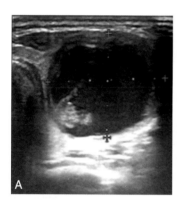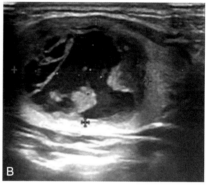

图2-29　病例2-12超声图像

超声示甲状腺左叶中部混合性回声，大小31mm×20mm×18mm，实性成分呈较宽网状分隔。A、B为二维超声横切面、纵切面。

（二）治疗策略

经皮穿刺抽液、硬化及微波消融治疗。

1. 经峡部穿刺路径；

2. 抽液、硬化、多点叠加消融。

（三）治疗过程

1. 局部麻醉（ER 2-41）

经峡部穿刺路径及前被膜外局部麻醉。

ER 2-41
病例2-12
局部麻醉

2. 抽液过程（ER 2-42）

经峡部穿刺逐个囊腔将囊液全部抽出。

ER 2-42
病例 2-12
抽液过程

3. 硬化过程（ER 2-43）

硬化剂囊腔内反复冲洗硬化，至硬化剂澄清后抽出。

ER 2-43
病例 2-12
硬化过程

4. 消融过程（ER 2-44）

微波天线经峡部穿刺至结节内，由下至上、由远及近移动消融。

ER 2-44
病例 2-12
消融过程

（四）消融后评估

1. 即刻超声造影（ER 2-45）

整个结节呈无增强，范围33mm×20mm×13mm。无出血等并发症。

ER 2-45
病例 2-12
即刻超声造影

2. 长期随访（图2-30）

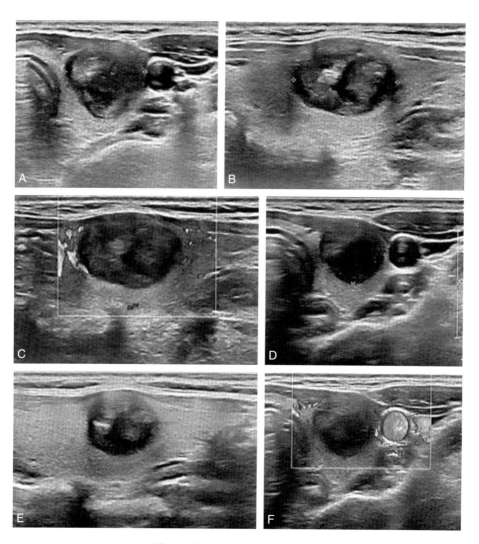

图2-30 病例2-12长期随访超声图像

消融后第1、3月复查超声，消融灶呈不均匀低回声，大小分别为21mm×16mm×13mm、14mm×14mm×11mm。彩色多普勒超声：内部未见血流信号。3个月时，VRR 80%。A~C为消融后1个月二维及彩色多普勒超声横切面、纵切面；D~F为消融后3个月二维及彩色多普勒超声横切面、纵切面。

十三、病例2-13：大结节分次消融

（一）病例资料

患者，女性，64岁。甲状腺左叶一混合性结节，大小45mm×32mm×26mm，实性为主，结节几乎占据整个左叶（图2-31）。穿刺细胞学病理：结节性甲状腺肿。

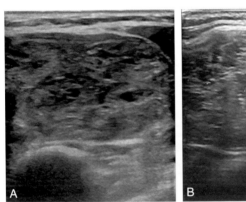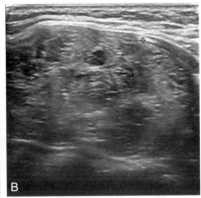

图2-31　病例2-13超声图像

超声示甲状腺左叶混合性回声，大小45mm×32mm×26mm，实性为主，结节几乎占据整个左叶。A、B为二维超声横切面、纵切面。

（二）治疗策略

经皮穿刺分次射频消融治疗。

1. 经峡部穿刺路径；

2. 分次消融；

3. 首次移动消融安全部位；

4. 二次适形消融前拟行液体隔离。

（三）治疗过程及消融后评价

1. 首次治疗（ER 2-46）

局部麻醉后，电极针经峡部穿刺至结节内行移动消融，避开进气管、食管及下极等部位。

ER 2-46
病例 2-13
首次治疗

2. 即刻超声造影（ER 2-47）

ER 2-47
病例 2-13
首次治疗后
即刻超声造影

无增强消融灶范围约44mm×28mm×25mm，边缘残留部分呈等增强。

3. 消融后11个月复查超声（图2-32）

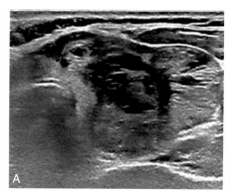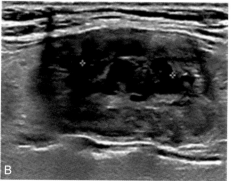

图2-32　病例2-13消融后11个月超声图像

超声：消融灶呈不均匀低回声，大小19mm×17mm×12mm，结节大小38mm×22mm×38mm，VRR 86%，消融灶占结节体积13%。A、B为二维超声横切面、纵切面。

4. 消融后12个月超声造影（ER 2-48）

ER 2-48
病例 2-13
消融后 12 个月
超声造影

超声造影示消融灶呈无增强，大小22mm×17mm×12mm，VRR 84%，周边残留部分呈等增强。

5. 二次消融治疗（ER 2-49）

局部麻醉穿刺路径及前被膜后，电极针经峡部穿刺行结节残余部分适形消融。

ER 2-49
病例 2-13
二次消融治疗

6. 二次消融即刻彩色多普勒（图2-33）

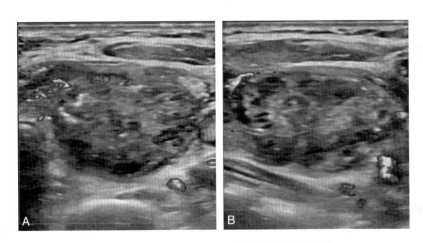

图2-33　病例2-13二次消融即刻彩色多普勒超声图像
彩色多普勒超声：结节内无血流信号。A、B为横切面、纵切面。

7. 二次消融即刻超声造影（ER 2-50）

即刻超声造影：结节内大部分呈无增强，范围40mm×29mm×20mm。无声音嘶哑等并发症。

ER 2-50
病例 2-13
二次消融
即刻超声造影

8. 二次消融后1个月超声复查（图2-34）

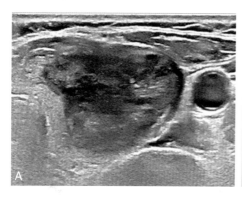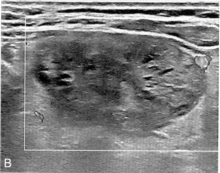

图2-34　病例2-13二次消融后1个月超声图像

二维超声：消融灶呈不均匀低回声，大小39mm×34mm×20mm。彩色多普勒超声：内部未见血流信号，VRR 19%。A、B为二次消融后1个月二维及彩色多普勒超声横切面、纵切面。

十四、病例2-14：孤立性胸骨后结节

（一）病例资料

ER 2-51
病例 2-14
颈部包块

　　患者，女性，39岁。甲状腺左叶因结甲行部分切除术后，自我发现吞咽时颈部包块（ER 2-51）。超声示左侧胸骨后实性等回声结节，大小29mm×19mm×20mm；CT示孤立性胸骨后结节Ⅰ度（图2-35）。穿刺细胞学病理：结节性甲状腺肿。

　　（二）治疗策略

经皮穿刺适形射频消融治疗。

1. 经前颈部穿刺路径；

2. 结节周边液体隔离；

3. 移动消融，消融范围尽量在结节被膜内，必要时适当残留以避免副损伤。

　　（三）治疗过程及消融后评估：

1. 消融过程（图2-36）

2. 即刻超声（图2-37）

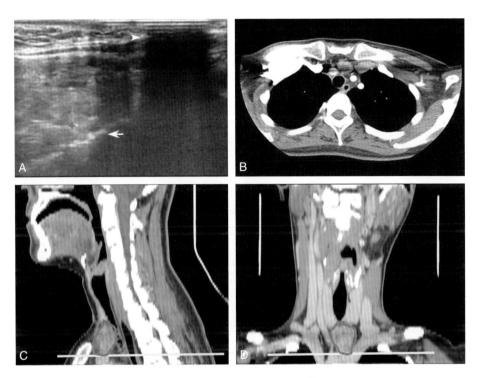

图2-35 病例2-14超声及CT图像

A.二维超声纵切面，左侧胸骨后结节29mm×19mm×20mm，体积5.51ml；B~D.颈部CT横断位、矢状位及冠状位示孤立性胸骨后结节，Ⅰ度。红色代表结节边缘轮廓，黄色代表结节下极水平。短箭头为胸骨上窝所致区域，长箭头为SSG。

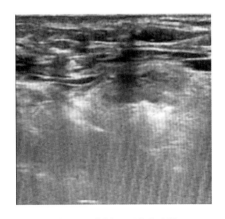

图2-36 病例2-14消融过程

超声引导下电极针经前颈部穿刺至结节内，启动60W移动消融,高回声几乎覆盖整个结节。

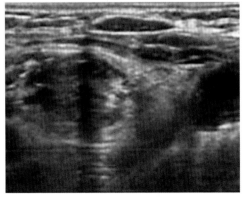

图2-37 病例2-14即刻超声

超声：消融后数分钟消融灶呈低回声，范围20mm×18mm×20mm，周边可见少许残留。

3. 消融后6个月复查（图2-38）

4. 消融后41个月复查（图2-39）

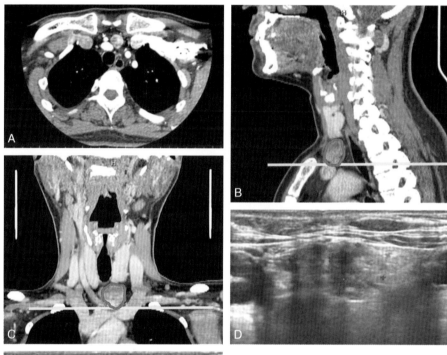

图2-38　病例2-14消融后6个月颈部CT及超声图像

A~C为颈部CT横断位、矢状位及冠状位：结节缩小，下缘上移。D、E为二维及彩色多普勒超声纵切面：大小15mm×14mm×10mm，VRR 70%。

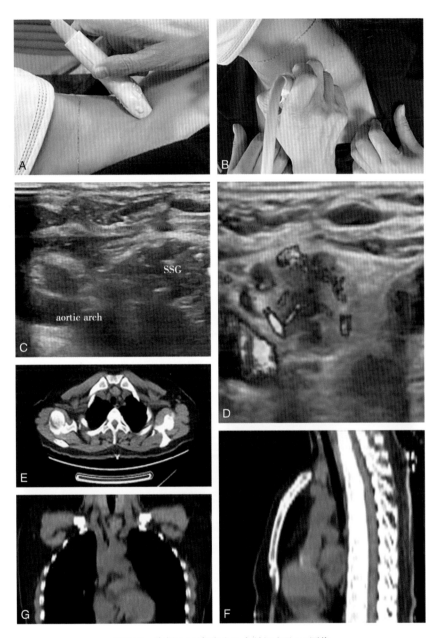

图2-39　病例2-14消融后41个月超声及CT图像

超声检查时探头置于颈前胸骨上窝处，方向朝向下后方向，清晰显示实性结节及主动脉弓，结节大小26mm×26mm×17mm。彩色多普勒超声：内部见血流信号。颈部CT：胸骨后甲状腺肿。A、B为手持探头方向侧视及俯视位图，C、D为二维及彩色多普勒超声纵切面，E~G为颈部CT横断位、矢状位及冠状位。

二维超声纵切面：aortic arch为主动脉弓，SSG为胸骨后甲状腺肿。

5. 二次行消融治疗（ER 2-52）

ER 2-52
病例2-14
二次消融治疗

经前颈部穿刺行路径及结节周边局部麻醉后，电极针经前颈部穿刺送至结节内行60W移动射频消融。

6. 二次消融后即刻超声造影（ER 2-53）

ER 2-53
病例2-14
二次消融后
即刻超声造影

超声造影：结节呈无增强，范围24mm×15mm×13mm。无出血、周边组织烧伤等并发症。

7. 二次消融后1个月超声复查（图2-40、ER 2-54）

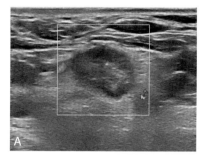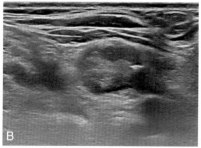

图2-40　病例2-14二次消融后1个月超声图像

二次消融后1个月，消融灶呈不均匀低回声，大小17mm×16mm×13mm，内部未见血流信号。A、B为二维及彩色多普勒超声横切面、纵切面。

ER 2-54
病例2-14
二次消融后
1个月超声造影

超声造影结节整体呈无增强，范围16mm×16mm×10mm。

参 考 文 献

［1］Na DG，Lee JH，Jung SL，et al. Radiofrequency ablation of benign thyroid nodules and recurrent thyroid cancers：consensus statement and recommendations ［J］. Korean J Radiol，2012，13（2）：117-125.

［2］Baek JH，Kim YS，Lee D，et al. Benign predominantly solid thyroid nodules：prospective study of efficacy of sonographically guided radiofrequency ablation versus control condition［J］. Ajr Am J Roentgenol，2010，194（4）：1137-1142.

［3］Lee JH，Kim YS，Lee D，et al. Radiofrequency ablation（RFA）of benign thyroid nodules in patients with incompletely resolved clinical problems after ethanol ablation（EA）［J］. World J Surg，2010，34（7）：1488-1493.

［4］Jang SW，Baek JH，Kim JK，et al. How to manage the patients with unsatisfactory results after ethanol ablation for thyroid nodules：Role of radiofrequency ablation［J］. European Journal of Radiology，2012，81（5）：905-910.

［5］Lyung JS，Hwan BJ，Hyun LJ，et al. Efficacy and Safety of Radiofrequency Ablation for Benign Thyroid Nodules：A Prospective Multicenter Study［J］. Korean Journal of Radiology，2018，19（1）：167-174.

［6］Ji-Hoon K ，Hwan BJ ，Kyung LH ，et al. 2017 Thyroid Radiofrequency Ablation Guideline：Korean Society of Thyroid Radiology［J］. Korean Journal of Radiology，2018，19（4）：632.

［7］Garberoglio R，Aliberti C，Appetecchia M，et al. Radiofrequency ablation for thyroid nodules：which indications？The first Italian opinion statement［J］. Ultrasound，2015，18（4）：423-430.

［8］Deandrea M，Limone P，Basso E，et al. US-guided percutaneous radiofrequency thermal ablation for the treatment of solid benign hyperfunctioning or compressive thyroid nodules［J］. Ultrasound Med Biol，2008，34（5）：784-791.

［9］Spiezia S，Garberoglio R，Milone F，et al. Thyroid nodules and related symptoms are stably controlled two years after radiofrequency thermal ablation ［J］. Thyroid，2009，19（3）：219-225.

［10］Sung JY，Kim YS，Choi H，et al. Optimum first-line treatment technique for benign cystic thyroid nodules：ethanol ablation or radiofrequency ablation？［J］. Roentgenol，2011，196（2）：W210-214.

［11］Baek JH，Moon WJ，Kim YS，et al. Radiofrequency ablation for the treatment of autonomously functioning thyroid nodules［J］. World J Surg，2009，33（9）：1971-1977.

［12］Faggiano A，Ramundo V，Assanti AP，et al. Thyroid nodules treated with percutaneous radiofrequency thermal ablation：a comparative study［J］. Clin Endocrinol Metab，2012，97（12）：4439-4445.

［13］Ross DS，Burch HB，Cooper DS，et al. 2016 American Thyroid Association

Guidelines for Diagnosis and Management of Hyperthyroidism and Other Causes of Thyrotoxicosis［J］. Thyroid，2016，26（10）: 1343-1421.

［14］Sandrock D，Olbricht T，Emrich D，et al. Long-term follow-up in patients with autonomous thyroid adenoma［J］. Acta Endocrinol（Copenh），1993，128（1）: 51-55.

［15］葛明华，徐栋，杨安奎，等.甲状腺良性结节、微小癌及颈部转移性淋巴结热消融治疗专家共识（2018版）［J］.中国肿瘤，2018，27（10）: 768-773.

［16］Livraghi T，Solbiati L，Meloni MF，et al. Treatment of focal liver tumors with percutaneous radio-frequency ablation: complications encountered in a multicenter study［J］. Radiology，2003，226: 441-451.

［17］Rhim H，Dodd GD 3rd，Chintapalli KN，et al. Radiofrequency thermal ablation of abdominal tumors: lessons learned from complications［J］. Radiographics，2004，24（1）: 41-52.

［18］Rhim H，Yoon KH，Lee JM，et al. Major complications after radio-frequency thermal ablation of hepatic tumors: spectrum of imaging findings［J］. Radiographics，2003，23（1）: 123-134; discussion 134-136.

［19］Tong NY，Ru HJ，Ling HY，et al. Extracardiac radiofrequency ablation interferes with pacemaker function but does not damage the device［J］. Anesthesiology，2004，100（4）: 1041.

［20］Nemcek，A. Complications of radiofrequency ablation of neoplasms［J］. Seminars in Interventional Radiology，2006，23（2）: 177-187.

［21］冯晶，车颖，郭立英，等.超声引导下甲状腺结节细针穿刺对甲状腺结节良恶性的诊断价值［C］中国超声医学工程学会第四届全国浅表器官及外周血管超声医学学术会议论文汇编.2013.

［22］Shin JH，Baek JH，Chung J，et al. Ultrasonography diagnosis and imaging-based management of thyroid nodules: revised Korean Society of Thyroid Radiology consensus statement and recommendations［J］. Korean J Radiol，2016，17（3）: 370-395.

［23］Yue W，Wang S，Yu S，et al. Ultrasound-guided percutaneous microwave ablation of solitary T1N0M0 papillary thyroid microcarcinoma: initial experience［J］. Hyperthermia，2014，30（2）: 150-157.

［24］Jeong WK，Baek JH，Rhim H，et al. Radiofrequency ablation of benign thyroid nodules: safety and imaging follow-up in 236 patients［J］. EurRadiol，2008，18（6）: 1244-1250.

［25］Hahn SY，Shin JH，Oh YL，et al. What is the ideal core number for ultrasonography-guided thyroid biopsy of cytologically inconclusive nodules?［J］. Neuroradiol，2017，38（4）: 777-781.

［26］Kwak JY，Koo H，Youk JH，et al. Value of US correlation of a thyroid nodule with initially benign cytologic results［J］. Radiology，2010，254（1）: 292-300.

[27] Haugen BR，Alexander EK，Bible KC，et al. 2015 American Thyroid Association Management Guidelines for Adult Patients with Thyroid Nodules and Differentiated Thyroid Cancer：the American Thyroid Association Guidelines Task Force on Thyroid Nodules and Differentiated Thyroid Cancer［J］. Thyroid，2016，26（1）：1-133.

[28] Gharib H，Papini E，Garber JR，et al. AACE/ACE/AME Task Force on Thyroid Nodules. American Association of Clinical Endocrinologists，American College of Endocrinology，and Associazione Medici Endocrinologi medical guidelines for clinical practice for the diagnosis and management of thyroid nodules-2016 update［J］. EndocrPract，2016，22（5）：622-639.

[29] 中华医学会内分泌学会《中国甲状腺疾病诊治指南》编写组. 中国甲状腺疾病诊治指南：甲状腺结节［J］. 中华内科杂志，2008，47（10）：867-868.

[30] Park HS，Baek JH，Park AW，et al. Thyroid Radiofrequency Ablation：Updates on Innovative Devices and Techniques［J］. Korean Journal of Radiology，2017，18（4）：615-623.

[31] Valcavi R，Riganti F，Bertani A，et al. Percutaneous Laser Ablation of Cold Benign Thyroid Nodules：A 3-Year Follow-Up Study in 122 Patients［J］. Thyroid Official Journal of the American Thyroid Association，2010，20（11）：1253-1261.

[32] Baek JH，Moon WJ，Kim YS，et al. Radiofrequency Ablation for the Treatment of Autonomously Functioning Thyroid Nodules［J］. World Journal of Surgery，2009，33（9）：1971-1977.

[33] 张馨丹，车颖. Moving Shot 射频消融技术治疗甲状腺69枚良性大结节疗效分析［C］//中国超声医学工程学会第四届全国浅表器官及外周血管超声医学学术会议论文汇编. 2013：3.

[34] 车颖，王丽娜，孟磊，等. 连续模式移动射频消融治疗甲状腺良性结节的临床研究［J］. 中华超声影像学杂志，2014，23（12）：1085-1087.

[35] Sung JY，Kim YS，Choi H，et al. Optimum first-line treatment technique for benign cystic thyroid nodules：ethanol ablation or radiofrequency ablation［J］. Roentgenol，2011，196（2）：W210-214.

[36] Kim YJ，Baek JH，Ha EJ，et al. Cystic versus predominantly cystic thyroid nodules：efficacy of ethanol ablation and analysis of related factors［J］. EurRadiol，2012，22（7）：1573-1578.

[37] Baek JH，Lee JH，Valcavi R，et al. Thermal ablation for benign thyroid nodules：radiofrequency and laser［J］. Korean J Radiol，2011，12（5）：525-540.

[38] 钱林学. 超声引导下射频及微波消融在甲状腺结节治疗中的应用［J］. 中华医学超声杂志（电子版），2013，10（11）：1.

[39] Yoon HM，Baek JH，Lee JH，et al. Combination therapy consisting of ethanol and radiofrequency ablation for predominantly cystic thyroid nodules［J］. Ajnr

American Journal of Neuroradiology，2013，35（3）：582-586.

［40］Sung JY，Baek JH，Kim YS，et al. One-step ethanol ablation of viscous cystic thyroid nodules［J］. Roentgenol，2008，191（6）：1730-1733.

［41］Ackermann D，Schmitz G. Detection and Tracking of Multiple Microbubbles in Ultrasound B-Mode Images［J］. IEEE Trans Ultrason Ferroelectr Freq Control，2016，63（1）：72-82.

［42］Baek JH，Lee JH，Sung JY，et al. Complications encountered in the treatment of benign thyroid nodules with US-guided radiofrequency ablation：A multicenter study［J］. Radiology，2012，262（1）：335-342.

［43］Kim C，Lee JH，Choi YJ，et al. Complications encountered in ultrasonography-guided radiofrequency ablation of benign thyroid nodules and recurrent thyroid cancers［J］. Eur Radiol，2017，27（8）：3128-3137.

［44］Kim YS，Rhim H，Tae K，et al. Radiofrequency ablation of benign cold thyroid nodules：Initial clinical experience［J］. Thyroid，2006，16：361-367.

［45］Giovagnorio F，Martinoli C. Sonography of the cervical vagus nerve：normal appearance and abnormal findings［J］. Roentgenol，2001，176（3）：745-749.

［46］Turtulici G，Orlandi D，Corazza A，et al. Percutaneous radiofrequency ablation of benign thyroid nodules assisted by a virtual needle tracking system［J］. Ultrasound Med Biol，2014，40（7）：1447-1452.

［47］Valcavi R，Tsamatropoulos P. Health-related quality of life after percutaneous radiofrequency ablation of cold，solid，benign thyroid nodules：a 2-year follow-up study in 40 patients［J］. Endocr Pract，2015，21（8）：887-896.

［48］Che Y，Jin S，Shi C，Wang L，Zhang X，Li Y，et al. Treatment of benign thyroid nodules：Comparison of surgery with radiofrequency ablation［J］. Neuroradiol，2015，36：1321-1325.

［49］Monzani F，Caraccio N，Goletti O，et al. Five-year follow-up of percutaneous ethanol injection for the treatment of hyperfunction-ing thyroid nodules：a study of 117 patients［J］. Clin Endocrinol（Oxf），1997，46（1）：9-15.

［50］冯晶，车颖，王丽娜等. 超声引导下经皮射频消融甲状腺良性结节的初步临床研究［J］.中华超声影像学杂志，2013，22（2）：178-180.

［51］Orloff LA，Noel JE，Stack BC Jr，et al. Radiofrequency ablation and related ultrasound-guided ablation technologies for treatment of benign and malignant thyroid disease：An international multidisciplinary consensus statement of the American Head and Neck Society Endocrine Surgery Section with the Asia Pacific Society of Thyroid Surgery，Associazione Medici Endocrinologi，British Association of Endocrine and Thyroid Surgeons，European Thyroid Association，Italian Society of Endocrine Surgery Units，Korean Society of Thyroid Radiology，Latin American Thyroid Society，and Thyroid Nodules Therapies Association［J］. Head Neck，2022，44（3）：633-660.

|第三章

甲状腺恶性肿瘤热消融治疗

　　文献表明，甲状腺恶性肿瘤发生率近年呈快速增长，以偶发微小乳头状癌为主。目前开放式切除手术仍然是甲状腺恶性肿瘤主要的局部治疗方法。但是由于绝大多数的分化型甲状腺癌有低危险的生物学特性，加之越来越多的研究表明甲状腺全切术后终身服药及一些较严重并发症对患者生活质量带来严重的影响，越来越多的国内外学者对低危高分化型甲状腺恶性肿瘤倾向于保守的处理策略，尤其是对偶发微小乳头状癌主张以观察为主而非积极切除。2015ATA指南针对偶发原发微小乳头状癌的管理建议是无须立刻手术，仅密切随访即可。

　　与此同时，热消融治疗作为一种新的治疗方法逐渐被应用于甲状腺恶性肿瘤。自2001年，Dupuy等人首次报道了8例复发性甲状腺乳头状癌和颈部转移淋巴结射频消融手术以来，相继有研究结果表明RFA或者激光消融（laser ablation，LA）对甲状腺未分化癌或晚期髓样癌行姑息治疗取得一定的疗效。截至目前，相关甲状腺消融指南中对不能或拒绝手术的复发性甲状腺癌或转移性淋巴结推荐行热消融姑息治疗。近年许多学者将热消融治疗应用于原发甲状腺微小乳头状癌的治疗，显示了良好的安全性和有效性。2017 KSThR指南提出，热消融治疗可作为拒绝手术或不能进行手术的原发性甲状腺微小乳头状癌可选择的治疗方法。2019年，中国医师协会超声医师分会组织国内19位专家发表了《甲状腺微小乳头状癌热消融诊疗指征专家共识》。

　　2021年，我国发布《中国临床肿瘤学会（CSCO）分化型甲状腺癌诊疗指南2021》。同年，美国头颈学会内分泌外科分会与亚太甲状腺外科学会，意大利内分泌医学会，英国内分泌与甲状腺外科医师学会，欧洲甲状腺学会，意大利内分泌外科学会，韩国甲状腺放射学会，拉丁美洲甲状腺学会、甲状腺结节治疗学会联合发表《射频消融及相关超声引导下消融技术治疗良恶性甲状腺疾病：国际多学科共识》对甲状腺恶性肿瘤热消融治疗也提出了推荐意见。

第一节 适 应 证

一、复发性甲状腺癌

2017 KSThR 指南中提出，对于高手术风险或拒绝开放手术患者可针对甲状腺床复发癌及转移淋巴结进行超声引导下射频消融术，达到根治或姑息治疗的目的。其中高手术风险因素包括：重复手术、肺功能差、全身状况差、严重的心血管疾病或高龄等。

另外需同时具备如下条件：

1. 影像学上判断热消融可以完全灭除复发性肿瘤或用于姑息性治疗。

2. 通过热消融缩小肿瘤大小可以减轻症状（如吞咽困难、声音嘶哑、呼吸困难或因肿块突出而引起的美容问题。）并改善患者的生活质量。

二、原发性甲状腺癌

综合国内外指南与专家共识，对热消融治疗原发性甲状腺癌的适应证提出如下建议。

1. 患者拒绝或不能接受开放手术，热消融作为可选择的治疗方法。

2. 晚期甲状腺癌的姑息治疗。

3. 甲状腺微小乳头状癌（papillary thyroid microcarcinoma，PTMC）同时具备（1）（2）（3），且伴有（4）（5）项之一者：

（1）拒绝或各种原因不能接受开放手术者；

（2）两种影像学检查未发现转移淋巴结者；

（3）超声图像显示具备安全穿刺路径者；

（4）无甲状腺被膜侵犯或腺体外浸润；

（5）存在甲状腺被膜或邻近器官侵犯或伴淋巴结转移的姑息治疗。

4. 对于间变性甲状腺癌或者晚期髓样癌热消融治疗，部分研究结果提示可以改善压迫症状，但另一些研究结果显示对于晚期间变性或髓样癌没有临床效果。

第二节　禁　忌　证

1. 原发及单侧叶切除术后复发甲状腺恶性肿瘤伴有明确的远处转移证据者。

2. 其他禁忌证参见第二章第二节"一、禁忌证"。

第三节　术前评估与准备

消融术前应对肿瘤性质、患者病史、一般状况、影像学及实验室检查等进行全面评估，并签署知情同意书。

一、穿刺活检

（一）甲状腺结节

热消融术前结节需经穿刺病理证实为恶性。

1. 首选FNAB，穿刺时须经过部分正常腺体，建议常规情况下经峡部穿刺路径。

2. 穿刺结果处理　Bethesda Ⅴ、Ⅵ类直接进入消融前其他评估；Bethesda Ⅱ类按照良性结节处理；Bethesda Ⅰ类行重复穿刺明确诊断；Bethesda Ⅲ、Ⅳ类需结合临床和超声特点，通过重复FNAB联合基因检测进一步明确诊断，必要时行CNB获取组织病理。

（二）可疑颈部淋巴结

对可疑颈部转移淋巴结穿刺活检进行FNAB及洗脱液Tg浓度检测（LN-FNA-Tg）。文献报道淋巴结FNAB细胞病理学诊断恶性病变准确率达97.3%，淋巴结内通常是内皮细胞，当有上皮细胞出现时应考虑为转移淋巴结。LN-FNA-Tg对于淋巴结转移阳性的诊断阈值目前尚无共识，但ATA和欧洲甲状腺协会（European Thyroid Association，ETA）两个治疗指南均建议应用LN-FNA-Tg协助诊断甲状腺癌全切除术后淋巴结转移（LNM），较高的LN-FNA-

Tg浓度特别是高于10ng/mL时强烈支持LNM。淋巴结细胞学病理和LN-FNA-Tg的结合诊断转移淋巴结的敏感性和特异性几乎达到100%。

（三）其他

穿刺活检的禁忌证、并发症及签署知情同意书等参见第二章第三节"一、穿刺活检"。

二、临床症状及一般情况评估

（一）临床症状

因甲状腺癌引起的，如声音嘶哑、呼吸困难、吞咽困难、因肿块突出引起的美容问题等。

（二）一般情况

有无严重出血倾向的凝血机制障碍、严重心/肺疾病、肝/肾功能衰竭；有无意识障碍或颈部伸展障碍不能耐受热消融治疗、甲状腺疾病史及手术史等。

三、超声检查

二维超声、彩色多普勒超声检查对肿瘤的数量、大小、体积、位置、周围血管及颈部淋巴结情况等进行评估。

超声造影检查虽不作为术前必须评估项目，在条件允许情况下超声造影检查能够提供结节的微循环信息，有助于结节良恶性鉴别及治疗前后消融范围的对比。

四、其他影像学检查

1. 术前颈部CT/MRI检查 用于评估超声未发现的其他肿瘤、病变毗邻结构关系、气管受压等情况。

2. 全身检查 CT/MRI除外肺部等其他部位肿瘤。

五、实验室检查

（一）必查项

甲状腺功能及其他实验室检查必查项参见第二章第三节"五、实验室检查"。恶性肿瘤消融前还需要检查肿瘤标记物，如癌胚抗原（carcinoembryonic antigen，CEA），初步排除其他恶性肿瘤甲状腺转移和其他脏器原发性恶性肿瘤的可能性。

（二）选查项

根据病人具体病情选查电解质、心肌酶谱、血脂、PTH等。

六、其他检查

心电图、纤维喉镜等其他检查参见第二章第三节"六、其他检查"。

七、签署知情同意书

消融术前需向患者及家属告知治疗目的、其他治疗手段、手术风险及可能存在的问题，在其充分了解各种治疗手段及风险后，仍选择消融治疗时，应签署知情同意书。同意书的内容主要包括：

1. 简短介绍甲状腺恶性肿瘤消融技术。

2. 治疗目的及预计消融次数　原则上，争取达到影像学上局部原位扩大灭活的目的。对巨大的、复发性及特殊部位恶性肿瘤，需以减瘤姑息性消融为目的，可能需要两次以上治疗。

3. 可能出现的热消融治疗风险　恶性肿瘤治疗后存在复发转移风险，其他热消融可能出现的风险参见第二章第三节"七、签署知情同意书"。

4. 知情同意、患者/家属签字、联系方式及相关医方签字等。

八、围手术期抗凝药停用及恢复用药参考

参见第二章第三节"八、围手术期停药及用药参考"。

第四节　操作流程与技术要领

一、操作流程

基本操作流程参见第二章第四节"一、操作流程"。

二、技术要领

甲状腺恶性肿瘤热消融治疗是在超声动态图像引导下经皮穿刺对病灶进行扩大消融，即灭活病灶及其周边部分腺体组织。一般扩大范围为半径扩大3mm~5mm或至邻近被膜。

（一）麻醉方式

参见第二章第四节"二、技术要领"中的"局部麻醉"。

（二）穿刺路径

穿刺路径选择以安全、经部分正常腺体为基本原则上，通常首选经峡部穿刺路径。其优势参见第二章第四节"二、技术要领"中的"经峡部穿刺路径"。

（三）消融模式

巨大肿瘤采用移动或多点叠加消融模式；其他肿瘤采用固定或多点叠加消融模式。

（四）其他技术与策略

1. 液体隔离技术 原发微小恶性肿瘤扩大消融与原位复发恶性肿瘤姑息消融的液体隔离技术略有差别。前者进行液体隔离时，根据病灶位置在紧邻病灶被膜外以生理盐水或5%葡萄糖注射液进行充分地液体隔离，宽度以操作者熟练程度来掌握安全距离；或在被膜外与邻近组织间插入穿刺针在消融过程中持续注液；也可在避开神经部位与局部麻醉同时行液体隔离。后者消融前在肿瘤与周围组织间需行液体隔离，由于切除术后可能存在组织粘连及解剖位置变化，注射难度增加甚至无法隔离，故隔离宽度根据具体情况而定。总之，目标是避免邻近组织热辐射造成副损伤。

2. 分次消融策略 复发恶性肿瘤进行姑息热消融治疗时，巨大、位置特殊及皮肤张力较高者通常需要多次治疗。原则：首次消融安全部位，皮肤张力高者先行深部消融，待肿瘤缩小皮肤张力减低后行再次治疗。

3. 抽液后消融策略 肿瘤内出现液化坏死或伴陈旧出血时，可采取穿刺抽液后消融策略。

4. 针道消融策略 恶性肿瘤热消融时需在退针时行针道消融以避免针道种植。文献报道中未提及针道消融具体方法。根据经验，建议在微小癌消融退针时针道消融至近端被膜，复发肿瘤姑息治疗时无须消融肿瘤外针道。

第五节　并发症及其预防与处理

据文献报道，复发性甲状腺癌热消融治疗并发症发生率在6.3%~10%；原发尤其是微小癌热消融治疗并发症发生率约1%，较良性结节少。主要并发症有声音嘶哑和甲状腺功能减退，其他并发症有疼痛、出血和皮肤烧伤等。预防和处理方法参见第二章第五节。

第六节　术　后　管　理

甲状腺恶性肿瘤热消融治疗术后管理包括即刻消融范围、并发症、消融灶大小、甲状腺功能、腺体内及颈部淋巴结等复发情况评估及TSH抑制治疗。

一、即刻疗效评估

即刻疗效评估主要包括消融范围和并发症两方面评估。恶性肿瘤采取扩大消融的原则，即刻评估消融范围应注意与术前病灶相对比来判断预计消融范围是否覆盖，以二维超声和彩色多普勒超声检查作粗略判断，超声造影是精准的评估措施。具体方法及并发症评估参见第二章第六节"一、即刻疗效评估"。

二、长期疗效评估

长期疗效评估主要包括消融灶吸收情况、并发症治疗及恢复、甲状腺功能及有无病灶残留、复发转移等。随访中消融灶体积、并发症及甲状腺功能情况评估参见第二章第六节"二、长期疗效评估"。2017 KSThR指南建议采用薄扫（间隔小于2.5mm）增强CT评估有活性的残余肿瘤或新生长的肿瘤。

关于复发性甲状腺癌消融后评估，文献中建议术后1或2、6、12个月及此后每6~12个月随访一次。随访内容包括：①超声检查评估肿瘤大小、体积、血运和有无新发。②同时监测血清Tg和TgAb水平，绝大多数患者消融后3~4天血清Tg水平即迅速下降；由于手术产生免疫反应或放射性碘治疗的原因，TgAb可在术后短暂升高；如随访中血清Tg水平再次升高需排除肿瘤复发或转移。③复发肿瘤消融后超声显示无血流信号和造影无增强、增强CT显示病灶处未见高增强；如出现血流信号或增强则考虑肿瘤复发，可再次进行治疗前评估。④定期复查CT评估巨大病灶的压迫情况及其他部位是否存在新发病灶。

原发性甲状腺癌消融术后随访策略目前没有明确的建议。一些研究建议于消融后1、3、6、12个月及之后的每年行超声造影和增强扫描。超声主要用于对消融区的随访评估、发现甲状腺其他部位新病灶及新出现的淋巴结转移。增强CT在发现新发淋巴结转移方面起着重要的辅助作用。随访中体积增大或保持不变的病灶建议行CNB或FNAB检查。

三、TSH抑制治疗

TSH抑制治疗是甲状腺乳头状癌术后治疗的重要环节，原理是乳头状癌为TSH依赖性肿瘤，通过获取外源性甲状腺激素使内源性TSH值降低，达到减少复发和转移的目的。但原发微小乳头状癌术后TSH抑制治疗目前存在争议。TSH抑制治疗最佳目标值应兼顾肿瘤的复发风险和TSH抑制治疗的副作用风险。2012年，中华医学会内分泌学分会、外科学分会、核医学分会与中国抗癌协会头颈肿瘤专业委员会联合发表的我国《甲状腺结节和分化型甲状腺癌诊治指南》提出，根据肿瘤复发及药物副作用双风险评估制订TSH控制目标。建议在术后一年内（初治期）和一年后（随访期）设立相应的目标。术后1周根据双风险分层原则确定口服左甲状腺素钠片（L-T_4）的初始剂量。L-T_4调整阶段，每4周左右测定TSH，每次调节剂量为（12.5~25μg）。达标后一年内每2~3个月、2年内每3~6个月、5年内每6~12个月复查甲状腺功能，以确定TSH值维持在目标范围，一般治疗周期为5~10年。

第七节　病例讲解

一、病例3-1：中部病灶

（一）病例资料

患者，女性，27岁。甲状腺右叶中部一实性结节伴钙化（ACR TR 5类），结节距离气管>5mm，距离前后被膜>5mm（图3-1）。穿刺细胞学病理：甲状腺乳头状癌。

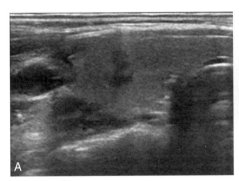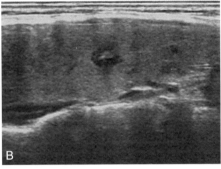

图3-1　病例3-1超声图像

二维超声示甲状腺右叶中部一低回声，大小3mm×3mm×4mm，边界模糊，边缘不规则，内见强回声。A、B为二维超声横切面、纵切面。

（二）治疗策略

经皮穿刺扩大射频消融治疗。

1. 经峡部穿刺路径；

2. 病灶与被膜之间有足够的正常腺体组织，直接固定消融。

（三）治疗过程（ER 3-1）

局部麻醉后电极针经峡部穿刺送至病灶内，针尖超过病灶边缘至少2mm，启动60W固定消融，当气化高回声完全覆盖病灶及周边目标腺体组织时，停止消融。启动消融后可适当上挑电极针以远离腺体后被膜。

ER 3-1
病例3-1
治疗过程

（四）消融后评估

1. 即刻超声造影（ER 3-2）

ER 3-2
病例 3-1
即刻超声造影

超声造影：无增强范围覆盖目标病灶及周边腺体，范围
19mm×13mm×9mm。

消融中及即刻无出现出血、声音改变等并发症。

2. 长期随访（图3-2）

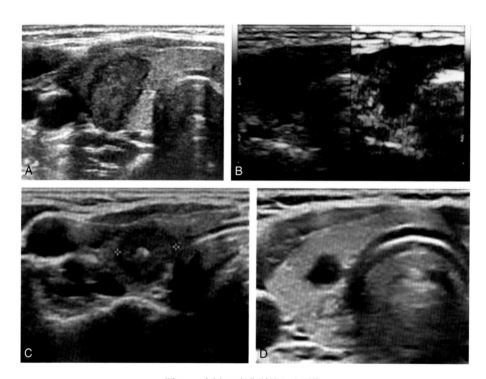

图3-2　病例3-1长期随访超声图像

消融后1、7、12及24个月复查超声，消融灶大小分别为15mm×15mm×10mm、10mm×10mm×7mm、10mm×8mm×6mm及4mm×3mm×3mm。24个月时VRR为75%。A为消融后1个月二维超声横切面；B为消融后7个月超声造影横切面；C为消融后12个月二维超声横切面；D为消融后24个月二维超声横切面。

二、病例3-2：腹侧病灶

（一）病例资料

患者，女性，46岁。甲状腺左叶中部腹侧一实性结节（ACR TR 4类），紧邻前被膜，距离颈总动脉约3mm（图3-3）。穿刺细胞学病理：见非典型甲状腺滤泡上皮细胞，可疑甲状腺乳头状癌。

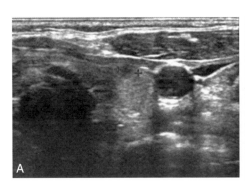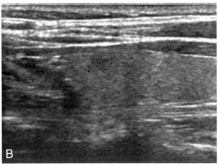

图3-3　病例3-2超声图像

超声示甲状腺左叶中部腹侧见一低回声，大小3mm×3mm×3mm，边界模糊，边缘不规则。A、B为二维超声横切面、纵切面。

（二）治疗策略

经皮穿刺扩大射频消融治疗。

1. 经峡部穿刺路径；

2. 病灶紧邻前被膜，在前被膜前方局部麻醉同时进行液体隔离；

3. 扩大消融范围2~5mm，腹侧消融至前被膜。

（三）治疗过程

1. 液体隔离（ER 3-3）

经峡部路径行皮肤穿刺点和路径局部麻醉至甲状腺前被膜，同时在前被膜前及外侧行液体隔离。

ER 3-3
病例 3-2
液体隔离

2. 消融过程（ER 3-4）

ER 3-4
病例 3-2
消融过程

消融电极经峡部穿刺至病灶，并穿过病灶远端外2mm左右，启动60W固定消融，出现气化后上挑针尖，远离迷走神经变异部位。当气化高回声覆盖靶目标时消融结束。

（四）消融后评估
1. 即刻超声造影（图3-4）

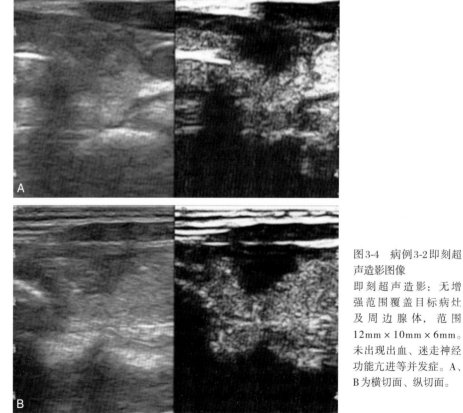

图3-4 病例3-2即刻超声造影图像
即刻超声造影：无增强范围覆盖目标病灶及周边腺体，范围 $12mm \times 10mm \times 6mm$。未出现出血、迷走神经功能亢进等并发症。A、B为横切面、纵切面。

2. 长期随访（图3-5）

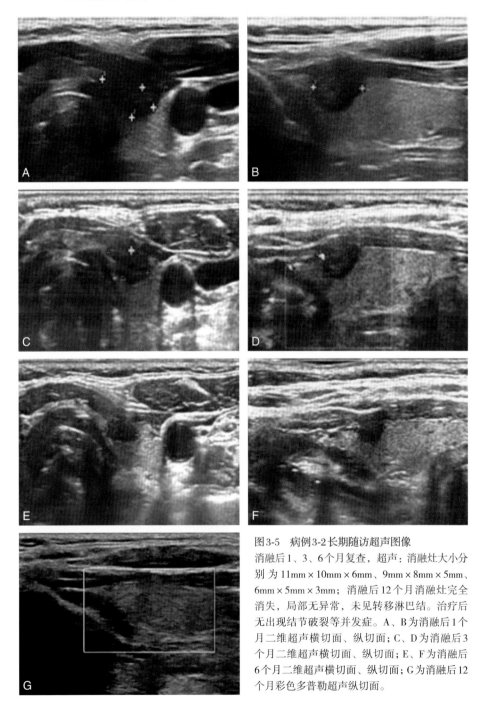

图3-5 病例3-2长期随访超声图像

消融后1、3、6个月复查，超声：消融灶大小分别为11mm×10mm×6mm、9mm×8mm×5mm、6mm×5mm×3mm；消融后12个月消融灶完全消失，局部无异常，未见转移淋巴结。治疗后无出现结节破裂等并发症。A、B为消融后1个月二维超声横切面、纵切面；C、D为消融后3个月二维超声横切面、纵切面；E、F为消融后6个月二维超声横切面、纵切面；G为消融后12个月彩色多普勒超声纵切面。

三、病例3-3：内背侧病灶

（一）病例资料

患者，女性，40岁。甲状腺右叶下极背侧一实性结节（ACR TR 5类），紧邻后背膜、气管、食管及喉返神经（图3-6）。穿刺细胞学病理：甲状腺乳头状癌。

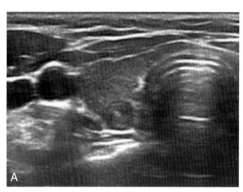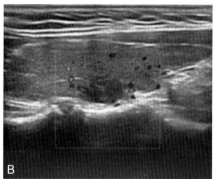

图3-6　病例3-3超声图像

超声示甲状腺右叶下极背侧一不均匀低回声，大小6mm×5mm×6mm，边界模糊，边缘不规则，纵横比>1。彩色多普勒超声：血流信号不丰富。A、B为二维及彩色多普勒超声横切面、纵切面。

（二）治疗策略

经皮穿刺扩大射频消融治疗。

1. 经峡部穿刺路径；

2. 病灶内侧、背侧充分液体隔离；

3. 内侧、背侧消融至被膜，腹侧扩大消融范围2~5mm。

（三）治疗过程

1. 液体隔离（ER 3-5）

局部麻醉后，经峡部路径注射生理盐水至甲状腺内侧、背侧被膜外形成液体隔离。

ER 3-5
病例3-3
液体隔离

2. 消融过程（ER 3-6）

将电极针经峡部穿刺后近结节背侧穿刺送至病灶内，针尖抵至远端紧贴病灶的被膜处，尖端上挑同时启动60W固定消融，当气化高回声覆盖目标后，暂停消融，退针至结节近端改变路径贴近结节腹侧穿刺送至结节内，针尖穿过结节外约2mm，再次启动消融至高回声覆盖目标部位时停止消融。消融时间2分2秒。

ER 3-6
病例 3-3
消融过程

（四）消融后评估
1. 即刻超声造影（ER 3-7）

无增强范围覆盖目标病灶及其腹侧腺体，范围14mm×13mm×9mm。未出现声音嘶哑、出血等并发症。

ER 3-7
病例 3-3
即刻超声造影

2. 长期随访（图3-7）

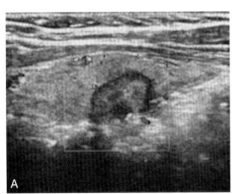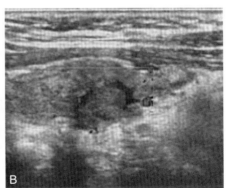

图3-7　病例3-3长期随访超声图像

消融后1、3、6个月复查超声：消融灶大小分别为14mm×9mm×8mm、13mm×6mm×6mm、5mm×4mm×4mm。消融后11个月复查超声，消融灶几乎完全消失，局部无异常，未见转移淋巴结。A为消融后1个月彩色多普勒超声纵切面；B为消融后3个月彩色多普勒超声纵切面。

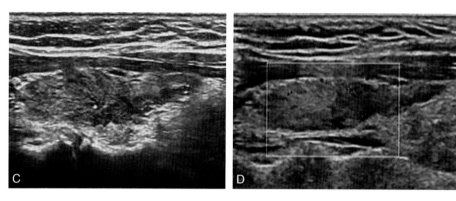

图3-7（续） 病例3-3长期随访超声图像

C为消融后6个月二维超声纵切面；D为消融后11个月彩色多普勒超声纵切面。

四、病例3-4：近气管病灶

（一）病例资料

患者，男性，62岁。甲状腺右叶近下极一实性结节伴钙化（ACR TR 5类），病灶距气管约2mm，距前被膜约3mm（图3-8）。穿刺细胞学病理：考虑为甲状腺乳头状癌。

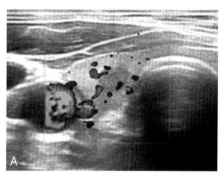
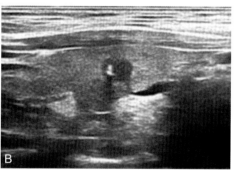

图3-8 病例3-4超声图像

超声示甲状腺右叶近下极见一低回声，内见钙化样强回声，大小8mm×7mm×8mm，边界模糊，边缘不规则，内见强回声，彩色多普勒超声：血流信号不丰富。A、B为彩色多普勒及二维超声横切面、纵切面。

（二）治疗策略

经皮穿刺扩大射频消融治疗。

1. 经峡部穿刺路径；

2. 紧邻气管侧被膜外行液体隔离、前被膜局麻同时液体隔离；

3. 扩大消融，范围至贴近气管侧及前被膜，峡部及外侧扩大消融范围2~5mm。

（三）治疗过程

1. 液体隔离（ER 3-8）

经峡部路径穿刺局部麻醉后，在前被膜及气管与贴近气管侧被膜间液体隔离。

ER 3-8
病例 3-4
液体隔离

2. 消融过程（ER 3-9）

电极针经峡部路径穿过病灶中央送至远端外约2mm。启动60W固定消融，产生气化后即上挑针尖，当气化高回声完全覆盖病灶及目标范围时，停止消融。

ER 3-9
病例 3-4
消融过程

（四）消融后评估

1. 即刻超声造影（ER 3-10、图3-9）

无增强范围完全覆盖病灶及周边目标腺体，范围15mm×9mm×8mm。未出现呛咳、出血等并发症。

ER 3-10
病例 3-4
即刻超声造影

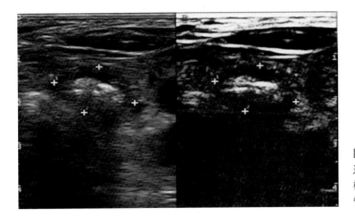

图3-9　病例3-4即刻超声造影横切面
横切面显示消融范围至气管和前被膜。

2. 长期随访（图3-10）

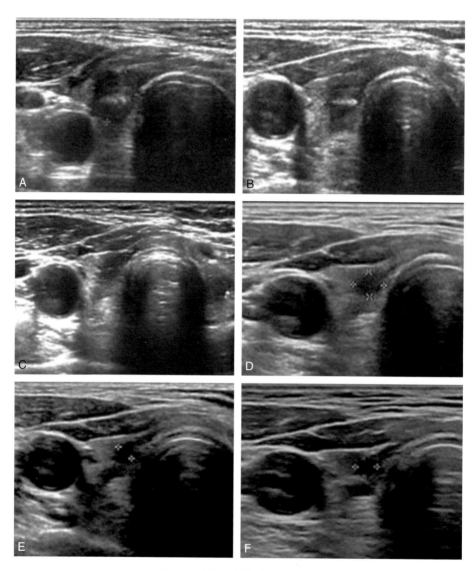

图3-10　病例3-4长期随访超声图像

消融后1、3、6、9、12、18个月复查超声，消融灶大小分别为10mm×10mm×8mm、7mm×6mm×5mm、6mm×6mm×4mm、5mm×5mm×4mm、5mm×3mm×3mm、5mm×3mm×2mm。18个月VRR：96%，未见转移淋巴结。消融后无结节破裂等并发症。A~F为消融后1、3、6、9、12及18个月二维超声横切面。

五、病例3-5：近外侧病灶

（一）病例资料

患者，女性，46岁。甲状腺右叶中部背侧一实性结节（ACR TR 5类），距离外侧被膜小于2mm（图3-11）。穿刺细胞学病理：甲状腺乳头状癌。

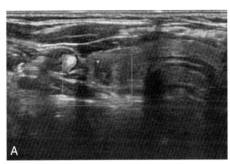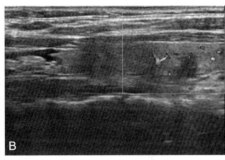

图3-11　病例3-5超声图像

超声示甲状腺右叶中部背侧见一低回声，大小4mm×4mm×6mm，边界模糊，边缘不规则，纵横比>1。彩色多普勒超声：血流信号不丰富。A、B为彩色多普勒超声横切面、纵切面。

（二）治疗策略

经皮穿刺扩大射频消融治疗。

1. 经峡部穿刺路径；

2. 病灶背侧和外侧行充分液体隔离；

3. 扩大消融至背侧、外侧被膜，腹侧和内侧扩大2~5mm；

4. 病灶呈前后垂直生长，电极针经其短轴穿刺，预计多点叠加固定消融。

（三）治疗过程

1. 液体隔离（ER 3-11）

局部麻醉后，经峡部及侧颈部路径穿刺分别在甲状腺外侧与颈动脉之间及外侧至背侧行液体隔离。

ER 3-11
病例 3-5
液体隔离

2. 消融过程（ER 3-12）：

ER 3-12
病例 3-5
消融过程

电极针经峡部路径穿刺至病灶内，针尖超过病灶边缘 2~5mm，启动60W固定消融，当气化高回声覆盖后停止消融，改变穿刺方向分别至病灶峡极与上极，再次消融，达到预治疗目标后，停止消融。

（四）消融后评估

1. 即刻超声造影（ER 3-13）

ER 3-13
病例 3-5
即刻超声造影

无增强范围覆盖病灶及周边目标腺体，范围10mm×10mm×9mm。无出血、声音嘶哑等并发症。

2. 长期随访（图3-12）

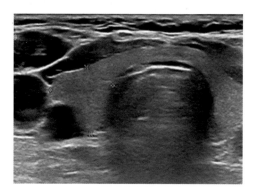

图3-12　病例3-5长期随访超声图像
消融后24个月二维超声横切面：病灶完全消融，局部未见异常，无转移淋巴结。

六、病例3-6：姑息治疗病灶

（一）病例资料

患者，女性，80岁。峡部偏左一实性结节（ACR TR 5类），累及甲状腺前、后被膜，并似突破前被膜向颈前组织浸润（图3-13）。穿刺细胞学病理：甲状腺乳头状癌。患者心肺功能差，不能手术，家属要求微创治疗。

（二）治疗策略

经皮穿刺适形射频消融治疗。

1. 经颈前峡部路径穿刺；

2. 病灶与前后被膜显示不清，不除外浸润，但患者不能手术，拟适形多点叠加固定消融。

（三）治疗过程（图3-14）

（四）消融后评估（图3-15）

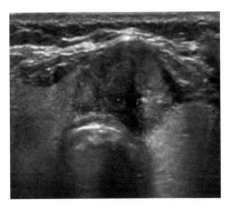

图3-13　病例3-6超声图像

二维超声横切面示峡部偏左见一低回声，大小19mm×18mm×14mm，界欠清，形态不规则，凸向前、后被膜且分界不清。

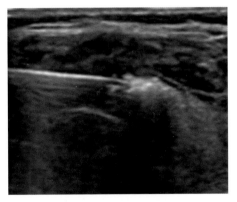

图3-14　病例3-6治疗过程

电极针经颈前部分峡部正常腺体组织穿刺至病灶下部，由下至上，由远至近，反复消融-停止-移动，采用60W多点叠加固定消融，至靶目标被气化高回声覆盖，停止消融。

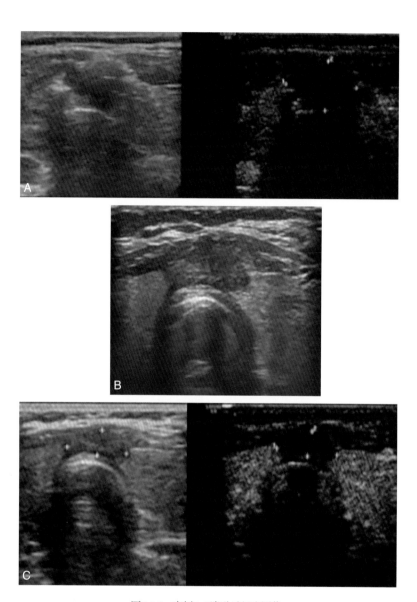

图3-15　病例3-6消融后超声图像

A.即刻超声造影呈无增强范围覆盖靶目标，范围20mm×22mm×15mm；B、C.消融后4个月复查超声，大小18mm×17mm×8mm，内未见血流信号，超声造影呈无增强，范围16mm×15mm×6mm，周边未见异常增强区。

A为即刻超声造影横切面；B、C为消融后4个月二维超声及超声造影横切面。

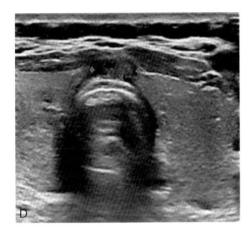

图3-15（续） 病例3-6消融后超声图像

D.消融后14个月复查超声，大小10mm×10mm×3mm，VRR 92%，局部无异常，未见转移淋巴结，无出血、结节破裂、皮肤烧伤等并发症。

D为消融后14个月二维超声横切面。

七、病例3-7：外侧病灶

（一）病例资料

患者，女性，60岁。甲状腺右叶中部一实性结节（ACR TR 5类），距离背侧及外侧被膜分别>5mm、<5mm（图3-16）。穿刺细胞学病理（图3-17）：甲状腺乳头状癌。

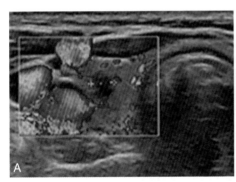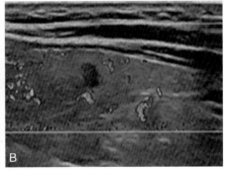

图3-16 病例3-7超声图像

超声示甲状腺右叶中部见一低回声，大小4mm×4mm×6mm，边界模糊，边缘不规则，纵横比>1。彩色多普勒超声：血流信号不丰富。A、B为彩色多普勒超声横切面、纵切面。

（二）治疗策略

经皮穿刺扩大射频消融治疗。

1. 横切面上病灶形状为外高—内低位，选择经侧颈部穿刺，使进针路径与病灶长轴平行；

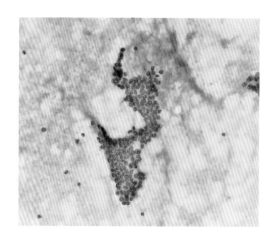

图3-17　病例3-7穿刺细胞学病理图像

2. 病灶邻近外侧及背侧被膜，在其外侧行充分液体隔离；

3. 扩大消融至外侧及背侧被膜，腹侧和内侧扩大2~5mm。

（三）治疗过程

1. 液体隔离（ER 3-14）

ER 3-14
病例 3-7
液体隔离

经侧颈部路径穿刺，在甲状腺外侧被膜与颈动脉间至甲状腺背侧被膜外行充分的液体隔离。

2. 消融过程（ER 3-15）

ER 3-15
病例 3-7
消融过程

经侧颈部路径沿病灶长径穿刺至病灶内，针尖超过病灶边缘2~5mm，启动60W固定消融，当气化高回声覆盖后停止消融。

（四）消融后评估
1. 即刻超声造影（ER 3-16）

无增强范围覆盖目标，范围14mm×12mm×10mm。无迷走神经功能亢进、出血、声音改变等并发症。

ER 3-16
病例 3-7
即刻超声造影

2. 长期随访（图3-18）

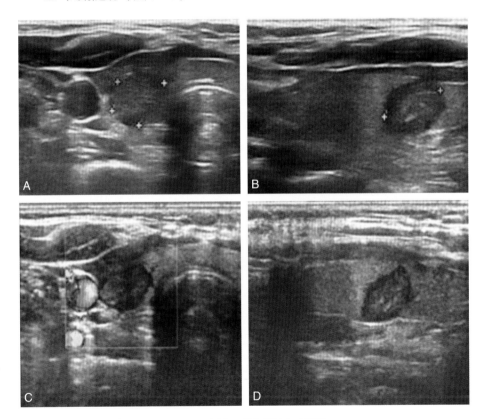

图3-18　病例3-7长期随访超声图像

消融后1、3、6、12个月复查超声，消融灶大小分别为12mm×13mm×9mm、12mm×10mm×8mm、10mm×7mm×6mm、8mm×5mm×3mm。12个月时VRR 91%，局部无异常，无转移淋巴结。A、B为消融后1个月二维及彩色多普勒超声横切面、纵切面；C、D为消融后3个月二维及彩色多普勒超声横切面、纵切面。

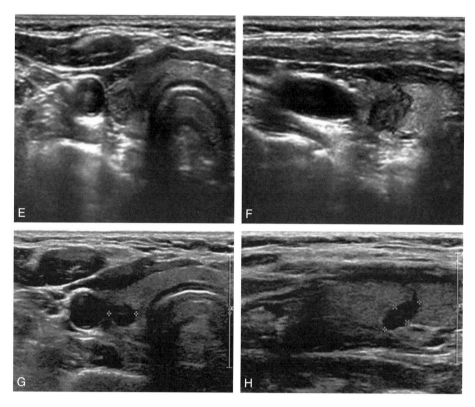

图3-18（续） 病例3-7长期随访超声图像

E、F为消融后6个月二维超声横切面、纵切面；G、H为消融后12个月二维超声横切面、纵切面。

八、病例3-8：中部病灶微波消融治疗

（一）病例资料

患者，女性，47岁。甲状腺右叶中部一实性结节（ACR TR 5类），距离后被膜约5mm（图3-19、ER 3-17）。穿刺细胞学病理：甲状腺乳头状癌，*BRAF*基因未突变。

（二）治疗策略

经皮穿刺扩大微波消融治疗。

1. 经峡部路径穿刺；

2. 病灶周边有足够正常腺体组织，直接固定消融。

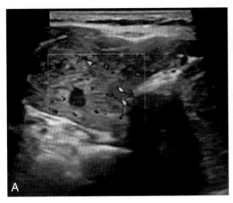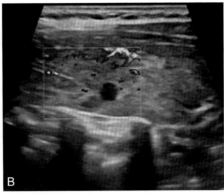

图3-19　病例3-8超声图像

超声示甲状腺右叶中部见一低回声，大小6mm×6mm×5mm，边界模糊，边缘不规则，纵横比>1，彩色多普勒超声：血流信号不丰富。A、B为彩色多普勒超声横切面、纵切面。

超声造影示病灶呈低增强，范围6mm×6mm×5mm。

ER 3-17
病例 3-8
消融前超声造影

（三）治疗过程（ER 3-18）

局部麻醉后，微波天线切皮经峡部穿刺送至病灶内，针尖超过病灶边缘2~5mm，启动40W固定消融，当气化高回声完全覆盖病灶及周边目标腺体组织时，停止消融。

ER 3-18
病例 3-8
治疗过程

（四）消融后评估

1. 即刻超声造影（ER 3-19）

无增强范围覆盖目标，范围15mm×15mm×11mm。无出血等并发症。

ER 3-19
病例 3-8
即刻超声造影

2. 长期随访（图3-20）

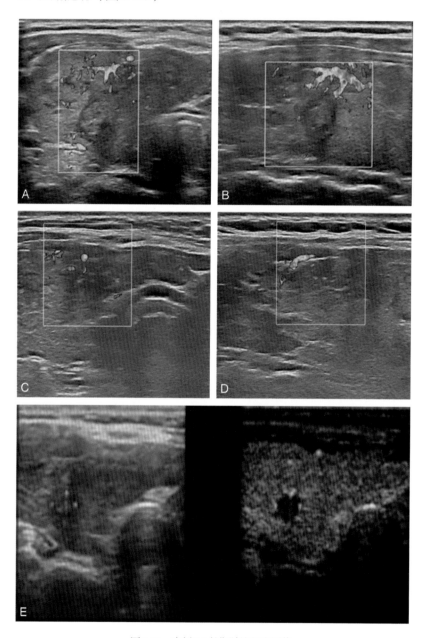

图3-20　病例3-8长期随访超声图像
消融后1、3个月复查超声，消融灶大小分别为10mm×14mm×7mm、7mm×8mm×11mm。3个月后，超声造影：无增强区范围6mm×6mm×6mm，VRR 90%。局部无异常，无转移淋巴结。A、B为消融后1个月彩色多普勒超声横切面、纵切面；C~E为消融后3个月彩色多普勒超声及超声造影横切面、纵切面。

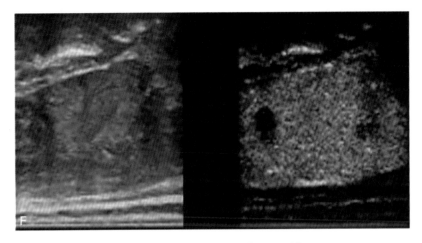

图3-20（续）　病例3-8长期随访超声图像

F为消融后3个月彩色多普勒超声及超声造影横切面、纵切面。

参 考 文 献

［1］Jeong WK，Baek JH，Rhim H，et al. Radiofrequency ablation of benign thyroid nodules：safety and imaging follow-up in 236 patients［J］. European Radiology，2008，18（6）：1244-1250.

［2］Papini E，Guglielmi R，Gharib H，et al. Ultrasound-guided laser ablation of incidental papillary thyroid microcarcinoma：a potential therapeutic approach in patients at surgical risk［J］. thyroid，2011，21（8）：917-920.

［3］Monchik JM，Donatini G，Iannuccilli J，et al. Radiofrequency ablation and percutaneous ethanol injection treatment for recurrent local and distant well-differentiated thyroid carcinoma［J］. Ann Surg，2006，244（2）：296-304.

［4］Park KW，Shin JH，Han BK，et al. Inoperable Symptomatic Recurrent Thyroid Cancers：Preliminary Result of Radiofrequency Ablation［J］. annals of surgical oncology，2011，18（9）：2564-2568.

［5］Baek JH，Kim YS，Sung JY，et al. Locoregional Control of Metastatic Well-Differentiated Thyroid Cancer by Ultrasound-Guided Radiofrequency Ablation［J］. American Journal of Roentgenology，2011，197（2）：W331-W336.

［6］Zhang M，Luo Y，Zhang Y，Tang J. Efficacy and Safety of Ultrasound-Guided Radiofrequency Ablation for Treating Low-Risk Papillary Thyroid Microcarcinoma［J］. A Prospective Study. Thyroid，2016，26（11）：1581-1587.

［7］Kim JH，Baek JH，Sung JY，et al. Radiofrequency ablation of low-risk small papillary thyroidcarcinoma：preliminary results for patients ineligible for surgery［J］. Int J Hyperthermia，2017，33（2）：212-219.

［8］Valcavi R, Piana S, Bortolan GS, et al. Ultrasound-Guided Percutaneous Laser Ablation of Papillary Thyroid Microcarcinoma: A Feasibility Study on Three Cases with Pathological and Immunohistochemical Evaluation［J］. Thyroid, 2013, 23 (12): 1578-1582.

［9］Yue W, Wang S, Yu S, et al. Ultrasound-guided percutaneous microwave ablation of solitary T1N0M0 papillary thyroid microcarcinoma: Initial experience ［J］. International Journal of Hyperthermia, 2014, 30(2): 150-157.

［10］Cakir B, Topaloglu O, Gul K, et al. Ultrasound-guided percutaneous laser ablation treatment in inoperable aggressive course anaplastic thyroid carcinoma: The introduction of a novel alternative palliative therapy: Second experience in the literature［J］. Journal of Endocrinological Investigation, 2007, 30(7): 624-625.

［11］Miyabayashi C, Ooiwa A, Katakura M, et al. A successful treatment of percutaneous radio frequency ablation for advanced thyroid cancer［J］. Gan To Kagaku Ryoho, 2005, 32(11): 1875-1877.

［12］Pacella CM, Bizzarri G, Spiezia S, et al. Thyroid tissue: US-guided percutaneous laser thermal ablation［J］. Radiology, 2004, 232(1): 272-280.

［13］Owen RP, Silver CE, Ravikumar TS, et al. Techniques for radiofrequency ablation of head and neck tumors［J］. Arch Otolaryngol Head Neck Surg, 2004, 130(1): 52-56.

［14］JKim JH, Baek JH, Lim HK, et al. 2017 Thyroid Radiofrequency Ablation Guideline: Korean Society of Thyroid Radiology［J］. Korean J Radiol, 2018, 19(4): 632-655.

［15］Samaan NA, Schultz PN, Hickey RC, et al. The results of various modalities of treatment of well differentiated thyroid carcinomas: a retrospective review of 1599 patients［J］. J Clin Endocrinol Metab, 1992, 75(3): 714-720.

［16］Lim HK, Baek JH, Lee JH, et al. Efficacy and safety of radiofrequency ablation for treating locoregional recurrence from papillary thyroid cancer［J］. European Radiology, 2015, 25(1): 163-170.

［17］Kim JH, Yoo WS, Park YJ, et al. Efficacy and Safety of Radiofrequency Ablation for Treatment of Locally Recurrent Thyroid Cancers Smaller than 2 cm ［J］. Radiology, 2015, 276(3): 909-918.

［18］Kim MJ, Kim EK, Kim BM, et al. Thyroglobulin measurement in fine-needle aspirate washouts: the criteria for neck node dissection for patients with thyroid cancer［J］. Clinical Endocrinology, 2009, 70(1): 145-151.

［19］Jeon SJ, Kim E, Park JS, et al. Diagnostic Benefit of Thyroglobulin Measurement in Fine-Needle Aspiration for Diagnosing Metastatic Cervical Lymph Nodes from Papillary Thyroid Cancer: Correlations with US Features［J］. Korean J Radiol, 2009, 10(2): 106-111.

[20] Heilo A, Sigstad E, Fagerlid KH, et al. Efficacy of Ultrasound-Guided Percutaneous Ethanol Injection Treatment in Patients with a Limited Number of Metastatic Cervical Lymph Nodes from Papillary Thyroid Carcinoma[J]. J Clin Endocrinol Metab, 2011, 96(9): 2750-2755.

[21] Boi F, Baghino G, Atzeni F, et al. The diagnostic value for differentiated thyroid carcinoma metastases of thyroglobulin (Tg) measurement in washout fluid from fine-needle aspiration biopsy of neck lymph nodes is maintained in the presence of circulating anti-Tg antibodies[J]. J Clin Endocrinol Metab, 2006, 91(4): 1364-1369.

[22] Baloch ZW, Barroeta JE, Walsh J, et al. Utility of Thyroglobulin measurement in fine-needle aspiration biopsy specimens of lymph nodes in the diagnosis of recurrent thyroid carcinoma[J]. Cytojournal, 2008, 5: 1.

[23] Dupuy DE, Monchik JM, Decrea C, et al. Radiofrequency ablation of regional recurrence from well-differentiated thyroid malignancy[J]. Surgery, 2002, 130(6): 971-977.

[24] Baek JH, Kim YS, Lee D, et al. Benign Predominantly Solid Thyroid Nodules: Prospective Study of Efficacy of Sonographically Guided Radiofrequency Ablation Versus Control Condition[J]. American Journal of Roentgenology, 2010, 194(4): 1137-1142.

[25] Valcavi R, Riganti F, Bertani A, et al. Percutaneous Laser Ablation of Cold Benign Thyroid Nodules: A 3-Year Follow-Up Study in 122 Patients[J]. Thyroid, 2010, 20(11): 1253-1261.

[26] Kwok A, Faigel DO. Management of Anticoagulation Before and After Gastrointestinal Endoscopy[J]. The American Journal of Gastroenterology, 2009, 104(12): 3085-3097.

[27] Park HS, Baek JH, Park AW, et al. Thyroid Radiofrequency Ablation: Updates on Innovative Devices and Techniques[J]. Korean J Radiol, 2017, 18(4): 615-623.

[28] Ha EJ, Baek JH, Lee JH. Ultrasonography-Based Thyroidal and Perithyroidal Anatomy and Its Clinical Significance[J]. Korean J Radiol, 2015, 16(4): 749-766.

[29] Shin JH, Baek JH, Ha EJ, et al. Radiofrequency Ablation of Thyroid Nodules: Basic Principles and Clinical Application[J]. Int J Endocrinol, 2012.

[30] Laeseke PF, Sampson LA, Brace CL, et al. Unintended Thermal Injuries from Radiofrequency Ablation: Protection with 5% Dextrose in Water[J]. AJR Am J Roentgenol, 2006, 186(5): S249-254.

[31] Papini E, Bizzarri G, Bianchini A, et al. Percutaneous Ultrasound-Guided Laser Ablation Is Effective for Treating Selected Nodal Metastases in Papillary Thyroid Cancer[J]. J Clin Endocrinol Metab, 2013, 98(1): E92-97.

［32］Zhou W, Zhang L, Zhan W, et al. Percutaneous laser ablation for treatment of locally recurrent papillary thyroid carcinoma <15mm［J］. Clin Radiol, 2016, 71（12）: 1233-1239.

［33］Suh CH, Baek JH, Choi YJ, et al. Efficacy and safety of radiofrequency and ethanol ablation for treating locally recurrent thyroid cancer: A systematic review and meta-analysis［J］. Thyroid, 2016, 26（3）: 420-428.

［34］Lee SJ, Jung SL, Kim BS, et al. Radiofrequency Ablation to Treat Loco-Regional Recurrence of Well-Differentiated Thyroid Carcinoma［J］. Korean J Radiol, 2014, 15（6）: 817-826.

［35］Spencer CA. Clinical Utility of Thyroglobulin Antibody（TgAb）Measurements for Patients with Differentiated Thyroid Cancers（DTC）［J］. J Clin Endocrinol Metab, 2011, 96（12）: 3615-3627.

［36］Long B, Li L, Yao L, et al. Combined use of radioiodine therapy and radiofrequency ablation in treating postsurgical thyroid remnant of differentiated thyroid carcinoma［J］. J Cancer Res Ther, 2015, 11: C244-247.

［37］Guenette JP, Monchik JM, Dupuy DE. Image-guided Ablation of Postsurgical Locoregional Recurrence of Biopsy-proven Well-differentiated Thyroid Carcinoma［J］. Journal of Vascular and Interventional Radiology, 2013, 24（5）: 672-679.

［38］Wang L, Ge M, Xu D, et al. Ultrasonography-guided percutaneous radiofrequency ablation for cervical lymph node metastasis from thyroid carcinoma［J］. J Cancer Res Ther, 2014, 10: C144-149.

［39］Biondi B, Cooper DS. Benefits of Thyrotropin Suppression Versus the Risks of Adverse Effects in Differentiated Thyroid Cancer［J］. Thyroid, 2010, 20（2）: 135-146.

［40］中国医师协会超声医师分会. 甲状腺微小乳头状癌热消融诊疗指征专家共识［J］. 中华医学超声杂志（电子版）, 2019, 16（8）: 571-574.

［41］Kim J, Baek JH, Lim HK, et al. Guideline Committee for the Korean Society of Thyroid Radiology（KSThR）and Korean Society of Radiology2017 Thyroid Radiofrequency Ablation Guideline: Korean Society of Thyroid Radiology［J］. Korean J Radiol, 2018, 19（4）: 632-655.

［42］Na DG, Lee JH, Jung SL, et al. Radiofrequency ablation of benign thyroid nodules and recurrent thyroid cancers: consensus statement and recommendations［J］. Korean J Radiol, 2012, 13（2）: 117-125.

［43］Dietrich CF, Muller T, Bojunga J, et al. Statement and recommendations on interventional ultrasound as a thyroid diagnostic and treatment procedure［J］. Ultrasound Med Biol, 2018, 44（1）: 14-36.

［44］Garberoglio R, Aliberti C, Appetecchia M, et al. Radiofrequency ablation for thyroid nodules: which indications? The first Italian opinion statement［J］. J

Ultrasound，2015，18（4）：423-430.

［45］Gharib H，Papini E，Garber JR，et al. American Association of Clinical Endocrinologists，American College of Endocrinology，and Associazione Medici Endocrinologi Medical Guidelines for Clinical Practice for the Diagnosis and Management of Thyroid Nodules-2016 Update［J］. Endocr Pract，2016，22（5）：622-639.

［46］Haugen BR. 2015 American Thyroid Association Management Guidelines for adult patients with thyroid nodules and differentiated thyroid cancer：what is new and what has changed？［J］. Cancer，2017，123（3）：372-381.

［47］Linos D，Economopoulos KP，Kiriakopoulos A，et al. Scar perceptions after thyroid and parathyroid surgery：comparison of minimal and conventional approaches［J］. Surgery，2013，153（3）：400-407.

［48］Baek JH，Kim YS，Sung JY，et al. Locoregional control of metastatic well-differentiated thyroid cancer by ultrasound-guided radiofrequency ablation［J］. AJR Am J Roentgenol，2011，197（2）：W331-336.

［49］Kim JH，Yoo WS，Park YJ，et al. Efficacy and safety of radiofrequency ablation for treatment of locally recurrent thyroid cancers smaller than 2 cm［J］. Radiology，2015，276（3）：909-918.

［50］Sung JY，Baek JH，Jung SL，et al. Radiofrequency ablation for autonomously functioning thyroid nodules：a multicenter study［J］. Thyroid，2015，25（1）：112-117.

［51］中国临床肿瘤学会指南工作委员会. 中国临床肿瘤学会（CSCO）分化型甲状腺癌诊疗指南2021［J］. 肿瘤预防与治疗，2021，34（12）：1164-1200.

［52］Orloff LA，Noel JE，Stack BC Jr，et al. Radiofrequency ablation and related ultrasound-guided ablation technologies for treatment of benign and malignant thyroid disease：An international multidisciplinary consensus statement of the American Head and Neck Society Endocrine Surgery Section with the Asia Pacific Society of Thyroid Surgery，Associazione Medici Endocrinologi，British Association of Endocrine and Thyroid Surgeons，European Thyroid Association，Italian Society of Endocrine Surgery Units，Korean Society of Thyroid Radiology，Latin American Thyroid Society，and Thyroid Nodules Therapies Association［J］. Head Neck，2022，44（3）：633-660.

第四章

颈部淋巴结超声分区及相关解剖

第一节　颈部淋巴结超声分区

　　颈部淋巴结众多，淋巴引流丰富，不仅接受头颈部器官的淋巴引流，也接受胸、腹、盆腔和四肢的淋巴引流，因此颈部淋巴结准确详细的分区对诊断及治疗具有重要意义。1991年，美国耳鼻咽喉头颈外科学会（American Academy of Otolaryngology Head and Neck Surgery，AAO-HNS）最早将颈部淋巴结进行六个分区便于临床准确定位。1997年美国癌症联合委员会（American Joint Committee on Cancer，AJCC）在其基础上提出了新的七分区方法，补充了Ⅶ区（上纵隔淋巴结）并沿用至今。

　　颈部淋巴结超声分区是根据外科分区原则、解剖标志的超声表现及其对应的超声解剖标志进行的超声图像分区。超声是颈部浅表淋巴结最常用的检查方法，颈部淋巴结热消融必须在超声引导下进行，所以超声对颈部淋巴结进行分区和准确定位十分重要。在超声下将颈部淋巴结分为七个区。由于气管及骨性结构的遮挡，Ⅵ区和Ⅶ区淋巴结的超声显示存在盲区和不足。各区淋巴结及其相关解剖关系的超声表现如下。

　　Ⅰ区（level Ⅰ）：包括颏下及下颌下区的淋巴结群，又分为A（颏下）和B（下颌下）两区（图4-1、图4-2）。

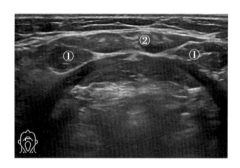 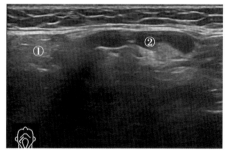

图4-1　颈部ⅠA区超声图像
超声下双侧二腹肌前腹缘至中线之间，舌骨下缘水平以上，为ⅠA区。①二腹肌前腹；②淋巴结。

图4-2　颈部ⅠB区超声图像
超声下双侧二腹肌前腹缘向后至颌下腺腺体后缘（茎突舌骨肌）之间为ⅠB区。①颌下腺；②淋巴结。

Ⅱ区（levelⅡ）：前界为茎突舌骨肌，后界为胸锁乳突肌后缘上1/3，上界颅底，下界平舌骨下缘。当舌骨超声下显示不清楚时，可将侧颈区同水平的颈动脉分叉作为下界标志（图4-3），但需注意颈动脉分叉存在过高或过低的解剖变异。Ⅱ区主要包括颈深淋巴结群上组。进一步以前上至后下走行的副神经（相当于颈内静脉后缘）为界分为前下的A区和后上的B区。

Ⅲ区（levelⅢ）：前界为胸骨舌骨肌外缘（相当于超声下颈动脉内缘），后界为胸锁乳突肌后缘中1/3，下界为环状软骨下缘（相当于肩胛舌骨肌与颈内静脉交叉平面），上接Ⅱ区，下接Ⅳ区（图4-4）。Ⅲ区主要包括肩胛舌骨肌上腹以上的颈深淋巴结群中组。

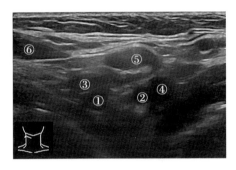

图4-3 颈部Ⅱ区超声图像
超声下颌下腺腺体后缘（茎突舌骨肌）以外，胸锁乳突肌后缘以内，颈动脉分叉处水平以上，为Ⅱ区。①颈内动脉；②颈外动脉；③④颈内静脉属支；⑤淋巴结；⑥胸锁乳突肌。

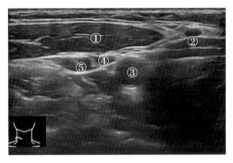

图4-4 颈部Ⅲ区超声图像
超声下胸骨舌骨肌外缘（颈总动脉内缘）以外，胸锁乳突肌后缘以内，颈内静脉与肩胛舌骨肌交叉水平以上，为Ⅲ区。①胸锁乳突肌；②胸骨舌骨肌；③颈总动脉；④颈内静脉；⑤淋巴结。

Ⅳ区（levelⅣ）：为Ⅲ区向下的延续，下界为锁骨上缘，后界胸锁乳突肌后缘下1/3（图4-5）。主要包括颈深淋巴结群下组。

Ⅴ区（levelⅤ）：即颈后三角区及锁骨上区。前界邻接Ⅱ、Ⅲ、Ⅳ区后界，后界为斜方肌前缘（图4-6）。以环状软骨下缘平面（即Ⅲ、Ⅳ区分界）分为上方的A区（颈后三角区）和下方的B区（锁骨上区）。Ⅴ区主要包括颈深淋巴结副神经链和锁骨上淋巴结群。

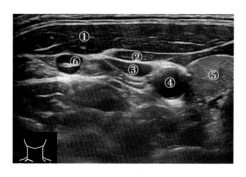

图4-5　颈部Ⅳ区超声图像
超声下颈总动脉内缘以外，胸锁乳突肌后缘以内，颈内静脉与肩胛舌骨肌交叉水平以下至锁骨上，为Ⅳ区。①胸锁乳突肌；②肩胛舌骨肌；③颈内静脉；④颈总动脉；⑤甲状腺；⑥淋巴结。

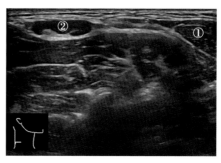

图4-6　颈部Ⅴ区超声图像
超声下胸锁乳突肌后缘以外，斜方肌前缘以内，为Ⅴ区。①胸锁乳突肌；②淋巴结。

Ⅵ区（level Ⅵ）：带状肌覆盖区域，上界为舌骨下缘，下界为胸骨上缘，两侧颈总动脉内缘为两边界（图4-7），包括内脏旁淋巴结群。气管后方、体积小的淋巴结超声时常显示不清晰。

Ⅶ区（level Ⅶ）：为胸骨上缘至主动脉弓上缘的上纵隔区。因位于胸骨后，超声仅能显示部分Ⅶ区淋巴结。

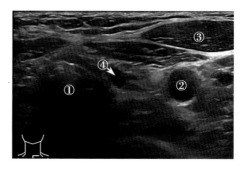

图4-7　颈部Ⅵ区超声图像
超声下气管周围，颈总动脉内缘以内，胸锁乳突肌前内侧缘以内，舌骨下缘以下，胸骨上缘以上，为Ⅵ区。①气管；②颈总动脉；③胸锁乳突肌；④淋巴结。

第二节　颈部淋巴结相关神经及肌肉解剖

颈部神经损伤是淋巴结消融最严重的并发症。超声是颈部神经的主要检查手段之一，了解相关解剖关系对超声下识别颈部神经有指导作用。

与颈部淋巴结密切相关的神经有喉返神经、迷走神经、颈交感神经节、臂丛神经、副神经和膈神经（图4-8）。其中喉返神经、迷走神经、颈交感

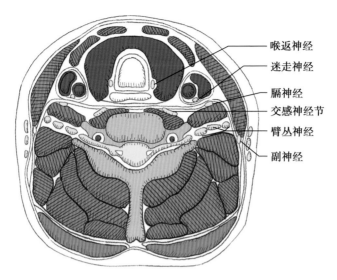

图4-8　颈部主要神经示意图

神经节及臂丛神经解剖参见第一章第四节"二、甲状腺相关神经"，副神经和膈神经解剖分述如下。

一、膈神经

膈神经是颈丛中最重要的神经。主要由第4颈神经前根发出，第3、5颈神经前根可发支参与，在前斜角肌外侧缘形成主干，反折后沿前斜角肌表面下行，在锁骨下动、静脉间进入胸廓（图4-9）。它是混合神经，其运动纤维支配膈肌，感觉纤维分布于胸膜、心包。一般认为，右膈神经的感觉纤维还可分布到肝、胆囊和胆道系统。膈神经受损的主要表现是同侧膈肌瘫痪，膈神经受刺激可发生呃逆。

二、副神经

副神经是十二对脑神经中的一对。副神经由特殊内脏运动纤维及躯体运动纤维组成。出颅腔后，与颅根分开，绕颈内静脉行向外下，经胸锁乳突肌深面继续向外下斜行进入斜方肌深面（图4-10），分支支配此二肌。当一侧副神经损伤时，患侧胸锁乳突肌瘫痪，向对侧转头无力；斜方肌瘫痪，肩部下垂，抬肩无力。

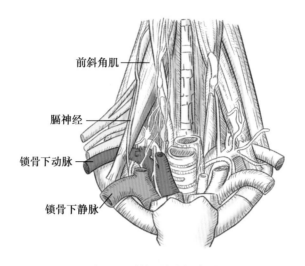

图4-9　膈神经的解剖示意图

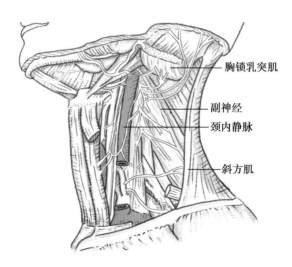

图4-10　副神经的解剖示意图

第三节 颈部淋巴结相关神经及肌肉超声表现

一、交感神经节

颈部有上、中、下三个交感神经节，超声能够识别中位交感神经节，位于 C_5—C_7 水平，颈总动脉后方。在二维超声上呈卵圆形低回声，界清，形态规整，常常测不到血流信号（图4-11）。易被误诊为淋巴结。超声下仔细扫查，在神经节两端常可见条索低回声，呈"鼠尾"征，可与淋巴结相鉴别。中位交感神经节与Ⅵ区、Ⅲ区及Ⅳ区淋巴结相毗邻。

二、臂丛神经

臂丛神经发自第5、6、7椎间孔，走行于前斜角肌与中斜角肌之间。在二维超声横切面上呈圆形低回声，横截直径约3mm，界清，形态规整，无明确血流信号（图4-12）。动态超声扫查为与前后肌纤维呈平行、从内上至外下走行的条状结构，近端可追查至5、6、7椎间孔。与肌肉内淋巴结极易鉴别。臂丛神经与Ⅲ区、Ⅳ区及Ⅴ区淋巴结相毗邻。

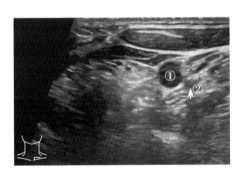 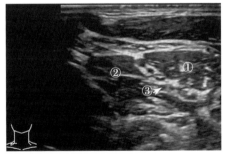

图4-11 交感神经节的超声图像
①颈总动脉；②箭头所指为交感神经节。

图4-12 臂丛神经的超声图像
①前斜角肌；②中斜角肌；③箭头所指的一串低回声为臂丛。

三、膈神经

膈神经从前斜角肌后方行至外侧缘以后反折至前斜角肌前方。在二维超声短轴切面上呈圆形低回声，横截直径约0.7mm，长轴切面呈条状低回声,动态扫查可显示其从前斜角肌外上走行至内下（ER 4-1）。膈神经与Ⅲ区及Ⅳ区淋巴结相毗邻。

ER 4-1
膈神经的
超声视频

四、副神经

副神经在颈部的走行方向是由前上至后下，仅行走于胸锁乳突肌中1/2处至斜方肌之间时，超声能够显示清楚并辨认。在二维超声短轴切面上呈极小的圆形低回声，横截直径约0.6mm。动态扫查可显示其从胸锁乳突肌外缘1/2处向斜方肌走行（ER 4-2）。副神经与Ⅱ区、Ⅲ区、Ⅳ区及Ⅴ区淋巴结相毗邻。

ER 4-2
副神经的
超声视频

五、喉返神经

喉返神经走行于食管气管间沟，超声通常无法显示，但可根据毗邻结构判断其大体位置参见第一章第四节"二、甲状腺相关神经"。喉返神经与Ⅵ区淋巴结相毗邻。

颈部淋巴结分区与毗邻的相关神经见表4-1、表4-2。

表4-1 颈部淋巴结分区与毗邻的相关神经

淋巴结分区	毗邻神经
Ⅰ区	–
Ⅱ区	迷走神经、副神经
Ⅲ区	迷走神经、副神经、膈神经、臂丛神经、颈交感神经节
Ⅳ区	迷走神经、副神经、膈神经、臂丛神经、颈交感神经节
Ⅴ区	臂丛神经、副神经
Ⅵ区	喉返神经、颈交感神经节

表4-2 颈部淋巴结相关神经与毗邻淋巴结分区

相关神经	毗邻淋巴结分区	相关神经	毗邻淋巴结分区
副神经	Ⅱ、Ⅲ、Ⅳ、Ⅴ区	迷走神经	Ⅱ、Ⅲ、Ⅳ区
臂丛神经	Ⅲ、Ⅳ、Ⅴ区	喉返神经	Ⅵ区
膈神经	Ⅲ、Ⅳ区	交感神经节	Ⅲ、Ⅳ、Ⅵ区

参 考 文 献

[1] Ju HE, Hwan BJ, Hyun LJ. Ultrasonography-Based Thyroidal and Perithyroidal Anatomy and Its Clinical Significance[J]. Korean Journal of Radiology, 2015, 16(4): 749-766.

[2] Shin JE, Baek JH, Ha EJ, et al. Ultrasound Features of Middle Cervical Sympathetic Ganglion[J]. Clinical Journal of Pain, 2015, 31(10): 909.

[3] Hong MJ, Baek JH, Kim DY, et al. Spinal Accessory Nerve: Ultrasound Findings and Correlations with Neck Lymph Node Levels[J]. Ultraschall Med, 2016, 37(5): 487-491.

[4] Haugen BR, Alexander EK, Bible KC, et al. 2015 American Thyroid Association Management Guidelines for Adult Patients with Thyroid Nodules and Differentiated Thyroid Cancer: The American Thyroid Association Guidelines Task Force on Thyroid Nodules and Differentiated Thyroid Cancer[J]. Thyroid, 2016, 26(1): 1-133.

[5] Dupuy DE, Monchik JM, Decrea C, et al. Radiofrequency ablation of regional recurrence from well-differentiated thyroid malignancy[J]. Surgery, 2001, 130(6): 971-977.

[6] Persichetti A, Bizzarri G, Guglielmi R, et al. Ultrasound-guided laser ablation for local control of neck recurrences of medullary thyroid cancer. A feasibility study[J]. Int J Hyperthermia, 2018, 35(1): 480-492.

[7] Chung SR, Baek JH, Choi YJ, et al. Longer-term outcomes of radiofrequency ablation for locally recurrent papillary thyroid cancer[J]. Eur Radiol, 2019, 29(9): 4897-4903.

[8] 沈康年, 陈利生. 180例颈部淋巴结转移癌临床分析[J]. 实用外科杂志, 1989(4): 24-25.

第五章

颈部淋巴结热消融治疗

颈部转移性淋巴结中约80%来源于头颈部恶性肿瘤，如鼻咽癌、甲状腺癌等；其他来源于胸腹部脏器，如肺、胃、乳腺、食管等恶性肿瘤。其主要治疗方式为手术切除、放疗及化疗，但往往因恶性晚期、反复复发、治疗创伤大等原因，治疗效果较差而且不良反应重。

2001年，Dupuy教授最早报道7例甲状腺癌术后颈部转移淋巴结热消融治疗，其中滤泡癌和滤泡-乳头状癌各1例，乳头状癌5例。平均随访10.3个月，除1例轻微皮肤烧伤及1例声带麻痹外，无其他并发症。术后随访所有治疗部位均不同程度缩小或消失，仅在其他部位复发1例。之后，国内外学者相继对颈部转移淋巴结热消融治疗进行研究与报道，显示了良好的有效性和安全性。

颈部淋巴结热消融治疗是在超声精准引导下经皮穿刺将电极针送至转移淋巴结内进行原位高温灭活的局部治疗方式，电极针在病灶内短时间产生60℃~100℃高温，使其发生凝固性坏死而达到完全灭活的目的。

目前在颈部转移淋巴结治疗中应用的热消融技术主要包括RFA、微波消融（microwave ablation，MWA）及LA。2015 ATA指南建议将超声引导下射频消融治疗作为高分化甲状腺癌局部淋巴结转移外科手术的有效替代治疗方式之一。射频消融治疗适合存在高手术风险、拒绝或不能再次手术的单个或多个复发淋巴结患者，以达到稳定病情和减慢进展的目的。

颈部转移淋巴结热消融治疗是近年发展起来的新技术，大量研究结果显示经皮穿刺热消融治疗能够在不伤及周围组织结构的基础上将淋巴结完全灭活达到与局部切除相媲美的效果。并发症远远低于开放式切除手术。同时，与酒精化学消融相比，具有一次治疗成功率高、复发率低、不产生粘连等优势。因其并发症少、患者耐受性好、治疗后恢复快、微创、美观等优点，2015 ATA指南、2012/2017 KSThR指南等均建议将超声引导下射频消融治疗作为高分化甲状腺癌局部淋巴结转移外科手术的有效替代治疗方式之一。

第一节 适 应 证

颈部转移淋巴结热消融治疗是通过局部高温热凝固效应达到局部姑息乃至"根治"的目的，是局部治疗方式的一种，一般情况下应满足如下1~5条之一，且同时具备6、7条。

1. 分化型甲状腺癌规范化外科手术及颈部淋巴结清扫术后，颈部淋巴结转移者。

2. 原发甲状腺癌伴颈部淋巴结转移客观或主观原因不进行开放手术者，可在消融甲状腺恶性病灶同时灭活颈部转移淋巴结，行姑息治疗。

3. 甲状腺癌术后，未经颈廓清手术的颈部转移淋巴结，无法或因任何原因不允许开放手术者。

4. 其他恶性肿瘤颈部转移性淋巴结浸润周围重要结构，如与大血管、重要神经分离有困难者，可行姑息治疗。

5. 颈部转移淋巴结压迫周围脏器和结构引起临床症状者，姑息热消融治疗可达到减瘤缓解压迫症状的目的。

6. 影像学提示转移，经穿刺病理证实为转移性淋巴结。

7. 治疗目的是去除超声可显示的淋巴结或姑息治疗。

第二节 禁 忌 证

1. 严重凝血功能障碍；

2. 重要脏器严重功能不全；

3. 任何原因患者不能配合；

4. 治疗Ⅵ区转移性淋巴结时，对侧声带功能不正常者作为相对禁忌证。

第三节　术前评估与准备

一、穿刺活检

影像学提示可疑转移淋巴结热消融治疗前均需行穿刺活检病理检测，即FNAB或CNB病理证实为转移性淋巴结。

二、影像学检查

超声检查评估淋巴结大小、部位、数量、回声、血流及毗邻神经、血管等关系。淋巴结以外其他部位必要的超声评估如超声心动图、腹部超声检查等。

增强CT/MRI检查进一步评估颈部及远处淋巴结转移，如Ⅶ区转移淋巴结等。发现异常则建议再行超声检查，必要时穿刺活检。另外，CT/MRI检查还用来对较大病灶局部压迫、肺部情况等进行评估。

三、实验室检查

分化型甲状腺癌全切术后颈部淋巴结转移者，行血清Tg及LN-FNA-Tg。

甲状腺髓样癌术后淋巴结转移者，行血清降钙素及淋巴结穿刺洗脱液降钙素（LN-FNA-CT）检测。

其他实验室检查参见第三章第三节"五、实验室检查"。

四、其他检查

甲状腺术后有声音嘶哑或曾有声音嘶哑病史或Ⅵ区淋巴结转移者需行纤维喉镜检查评估声带活动情况。心电图等常规检查参见第二章第三节"六、其他检查"。

五、签署知情同意书

颈部淋巴结热消融是针对临床发现的转移淋巴结进行局部灭活治疗，

术后依然存在其他转移淋巴结及消融灶周边复发、残留的可能性。发生上述情况时，需根据当时病情进行评估并制定管理策略。颈部淋巴结毗邻结构复杂，热消融治疗可能并发症有神经、肌肉、皮肤、食管等副损伤，另外还有出血等的可能性。术前需向患者及家属详细交代病情、其他治疗方法及消融治疗可能出现的情况，在患者及家属完全了解并继续选择热消融治疗方法的情况下签署知情同意书。其他知情相关事项参见第三章第三节"七、签署知情同意书"。

第四节　操作流程与技术要领

一、操作流程

基本操作流程参见第二章第四节"一、操作流程"。除此之外，颈部淋巴结热消融前需再次辨认毗邻结构，进行充分液体隔离。

二、技术要领

颈部淋巴结热消融中，以局部"根治"为目的的治疗热消融范围为包括消融淋巴结包膜在内的"适形消融"；以姑息减瘤为目的的治疗消融范围应尽量控制在病变的安全部位；均无须扩大消融。颈部转移淋巴结周围毗邻关系相对复杂，消融前充分的液体隔离非常重要。另外，还存在转移性淋巴结内伴坏死液化、多发转移性淋巴结等情况。根据以往的共识、研究报道及实践经验总结，技术要领和治疗策略如下。

（一）麻醉方式

局部麻醉是颈部淋巴结热消融治疗常规的麻醉方式，患者存在特殊情况时采取其他方式，如静脉清醒镇静，参见第二章第四节"二、技术要领"中的"局部麻醉"。

（二）穿刺路径

皮肤穿刺点选择在前颈部或侧颈部，穿刺路径设计以安全、易于完成病灶适形或姑息消融为原则。引导探头位置为左右横置或斜置，不建议上下纵置。在安全的前提下，建议选择经淋巴结长轴进针路径。

（三）消融模式及电极针选择

常规采取固定和多点叠加消融模式，姑息减瘤的淋巴结体积特别大时可采用移动联合多点叠加消融模式。消融功率一般为40W，可根据淋巴结大小、周边毗邻结构及操作者习惯提高或降低消融功率。电极针型号一般选择工作尖端略小于转移淋巴结直径者。如果淋巴结为多发，建议选择尖端可调节的射频电极针。

（四）液体隔离

不同位置颈部转移淋巴结周围毗邻结构均有不同。转移淋巴结及其包膜的完全灭活是局部根治颈部淋巴结热消融的目标，其周围紧邻的神经、肌肉、皮肤、气管、食管等任何结构的热辐射均可造成不同严重程度的副损伤甚至并发症，故消融前均需在淋巴结周围进行充分地液体隔离。通常采用一次性注射的方法，隔离液体采用生理盐水或5%葡萄糖注射液。

（五）消融策略

1. 实性转移淋巴结消融时，先行液体隔离，后直接行热消融治疗。

2. 伴有囊性变的转移淋巴结消融时，先抽出液性部分后即刻消融实性部分。

3. 多发转移淋巴结消融时，建议先消融毗邻关系简单、易操作的，后消融复杂的；根据操作者经验先治疗把握大、相对安全的病灶；每枚病灶的液体隔离操作均在其消融前进行。

4. 较大病灶消融时，消融顺序为由深至浅、先远端后近端。

5. 当转移淋巴结位置表浅且皮肤张力较高时，建议分次治疗并先消融病灶深部。

6. 其他　①当淋巴结与周边重要结构或组织分离困难或粘连时，建议针对病灶的安全部分进行姑息减瘤治疗；②当一个超声切面能够显示多个转移淋巴结时，建议先治疗距离最远者。③截至目前，文献中并未建议消融针道。

第五节　并发症及其预防与处理

据文献报道，颈部淋巴结热消融治疗并发症发生率约10.98%，主要并发症发生率为6.71%。主要并发症有颈部神经热损伤、出血、感染、皮肤热损伤或缺血坏死等。常见的不良反应为疼痛、发热、组织水肿等。神经热损伤主要以预防为主。文献报道严重神经热损伤导致功能障碍者，通过代偿仅能使功能部分恢复。除神经损伤以外的不良反应，多数患者在治疗后1周~2周内症状可自行缓解消失。

一、周围神经损伤

周围神经损伤是颈部转移淋巴结热消融治疗的主要并发症，所致功能障碍影响患者生存质量，严重者难以恢复。所以有效预防至关重要。措施有术前超声下精准评估、充分液体隔离、电极针规格选择准确、消融范围监测等。特别是颈廓清术后，局部解剖关系异常，超声难以清晰辨认神经时，充分液体隔离十分重要。所涉及的神经有喉返神经、迷走神经、交感神经节、臂丛神经、副神经及膈神经。部分轻度神经损伤者可自行恢复，严重者需给予泼尼松减轻炎症和水肿，口服维生素 B_6、甲钴胺等治疗，可促进恢复。

二、皮肤热损伤及坏死

当颈部转移淋巴结位置表浅，特别是距离皮肤小于5mm且伴有皮肤张力较高时，追求一次性完全消融很容易导致皮肤热损伤或者皮肤供血不足而发生坏死。对于这种情况，采用分次消融治疗策略，先处理病灶深部，待消融灶逐渐吸收，皮肤张力减轻后再行后续治疗，可有效避免皮肤缺血坏死的发生。此外，在皮下组织与病灶间进行液体隔离和消融后即刻皮肤冷敷降温能够有效预防皮肤热损伤。一旦发生则需请专科医生行清创换药等处理。

三、感染

2017 KSThR 指南和2018年我国专家共识等均建议消融术中应把握严格无菌操作，消融后可预防性给予3天口服抗生素治疗，减少感染的发生。

四、组织水肿

组织水肿为淋巴系统回流受阻所致。消融中尽量减少淋巴结及周围组织的穿刺次数，减轻损伤以预防肿胀。一旦发生组织水肿，需在预防感染的同时给予抬高上肢、穿戴弹力绷带等处理。

五、针道种植转移

理论上讲，恶性肿瘤穿刺过程中有发生针道转移的可能性。但截至目前，文献中未见报道种植转移的病例，也并未建议在颈部转移淋巴结热消融治疗时进行针道消融。

六、其他

疼痛、出血、发热及气管损伤预防和处理方法参见第二章第五节"二、出血及血肿""四、皮肤、肌肉、气管、食管等热损伤""七、疼痛"。

第六节　术后管理

一、即刻疗效评估

即刻疗效评估包括消融范围和并发症两方面评估。

消融后即刻分别采用二维超声、彩色多普勒超声及超声造影对消融范围进行评估，评估中需特别注意：①实性转移淋巴结通常较为致密，热消融后即刻体积会因组织失水而体积变小；②消融前淋巴结周围注射的隔离液体消融后即刻可能仍存在，所以消融后即刻超声造影评估消融范围需与二维超声、彩色超声进行对比分析方能准确。

在并发症的评估中，出血评估观察病灶周围、穿刺路径及颈部其他部位无回声范围，必要时需观察范围变化以监测有无活动性出血可能。其他参见第二章第六节"一、即刻疗效评估"。

二、长期疗效评估

长期疗效评估包括消融灶吸收情况、并发症治疗及恢复、病灶残留、复发转移等评估。随访中消融灶体积和并发症评估参见第二章第六节"二、长期疗效评估"。病灶残留和复发转移评估参见第三章第六节"二、长期疗效评估"。

分化型甲状腺癌颈部淋巴结热消融后评估参见第三章第六节"二、长期疗效评估"。

髓样癌术后颈部淋巴结热消融治疗术后管理中，除常规消融灶、并发症等评估外，血清降钙素水平的评估也非常重要。目前有文献报道显示消融术后1、3个月血清降钙素降至正常范围。开放切除手术术后有三分之一血清降钙素可降至正常。建议消融术后第1、3个月及以后的每半年复查血清降钙素，如升高需进一步行影像学检查，必要时结合五肽胃泌素刺激降钙素试验，判断肿瘤复发可能。

其他恶性肿瘤颈部淋巴结姑息减瘤热消融治疗，术后需评估临床压迫症状改善情况、整个病灶及残余病灶体积变化等。其他参见第二章第六节"二、长期疗效评估"。

第七节　病　例　讲　解

一、病例5-1：甲状腺乳头状癌术后Ⅳ区淋巴结

（一）病例资料

患者，女性，31岁。甲状腺全切及中央区淋巴结清扫术后2年，左侧颈部淋巴结廓清术后1年，1次放射性碘治疗术后。左颈部Ⅳ区一淋巴结肿大伴钙化（图5-1、ER 5-1）。穿刺细胞学病理：见肿瘤细胞，细胞形态符合甲状腺乳头状癌。穿刺洗脱液Tg值>500ng/ml。

（二）治疗策略

经皮穿刺左颈部Ⅳ区转移淋巴结适形射频消融治疗。

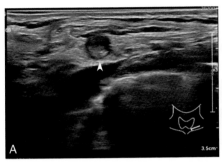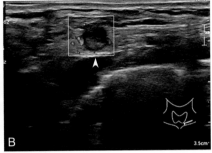

图5-1　病例5-1超声图像

超声示左颈部Ⅳ区淋巴结肿大内伴高回声及钙化（箭头），大小6mm×6mm×6mm。彩色多普勒超声：未见血流信号。A、B为二维及彩色多普勒超声横切面。

超声造影示淋巴结呈向心性不均匀性高增强。

ER 5-1
病例 5-1
超声造影

这枚淋巴结位于Ⅳ区接近锁骨上，周围有脂肪、锁骨下静脉需液体隔离。

（三）治疗过程

1. 液体隔离（ER 5-2）

颈前路径分别穿刺至淋巴结背侧及腹侧进行周围液体隔离。

ER 5-2
病例 5-1
液体隔离

2. 消融过程（ER 5-3）

颈前路径穿刺电极针沿淋巴结长轴至其远端，针尖抵至淋巴结远端被膜后略上挑，启动60W固定消融，当气化高回声完全覆盖淋巴结时，消融结束。

ER 5-3
病例 5-1
消融过程

（四）消融后评估

1. 即刻超声（图5-2）

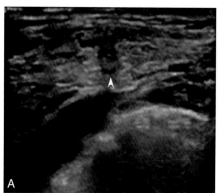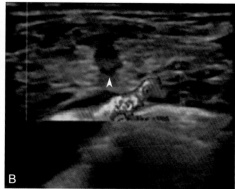

图5-2　病例5-1即刻超声图像

消融结束数分钟，气化高回声吸收后二维超声显示消融淋巴结呈不均匀低回声，大小6mm×4mm×5mm。彩色多普勒超声：内未见血流信号。A、B为消融后即刻二维及彩色多普勒超声横切面。

2. 即刻超声造影（ER 5-4）

ER 5-4
病例 5-1
即刻超声造影

消融淋巴结呈无增强，范围12mm×9mm×9mm。无皮肤烧伤、出血等并发症。

3. 长期随访（图5-3）

二、病例5-2：甲状腺乳头状癌术后Ⅳ区淋巴结

（一）病例资料

患者，女性，46岁。甲状腺乳头状癌全切术后3年，右颈部Ⅳ区颈内静脉后外侧一增大淋巴结，大小9mm×7mm×5mm（ER 5-5）。穿刺细胞学病理：见上皮样细胞，考虑为甲状腺癌转移。穿刺洗脱液 Tg 值>500ng/ml。

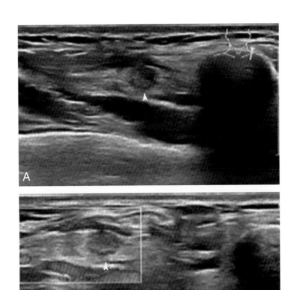

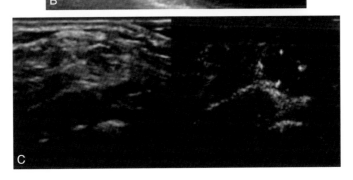

图 5-3 病例 5-1 长期随访超声图像

消融后 1 个月超声复查，消融淋巴结大小 5mm×4mm×4mm。彩色多普勒超声：内未见血流信号。超声造影：消融淋巴结内呈无增强，范围9mm×8mm×6mm，VRR 47%。A~C 为消融后 1 个月二维及彩色多普勒超声及超声造影纵切面。箭头为消融淋巴结。

超声：颈内静脉后外侧 IV 区淋巴结肿大，可见位于颈内静脉后外侧 IV 区淋巴结呈卵圆形低回声，其外侧紧邻一个小的、圆形的低回声，此为膈神经的短轴切面，膈神经的后外侧为前斜角肌。

ER 5-5
病例 5-2
淋巴结超声视频

（二）治疗策略

经皮穿刺右颈部Ⅳ区转移淋巴结适形射频消融治疗。

转移淋巴结除邻近颈内静脉、前斜角肌外，其外侧紧邻膈神经，故其外侧和腹侧液体隔离尤其重要。

（三）治疗过程

1. 液体隔离（ER 5-6）

经侧颈部路径穿刺，进行淋巴结前、侧、后液体隔离。

ER 5-6
病例 5-2
液体隔离

2. 消融过程（ER 5-7）

经侧颈部路径穿刺，电极针进入淋巴结内沿长轴至内后部边缘，针尖抵住淋巴结远端被膜，启动60W固定消融，当气化高回声覆盖淋巴结后，暂停消融，移动探头扫查可见淋巴结上极残余部位，电极针退至近端边缘，不退出至被膜，改变方向后送至淋巴结上极，再次启动消融，至整个淋巴结完全被气化高回声覆盖，停止消融。

ER 5-7
病例 5-2
消融过程

（四）消融后评估

1. 即刻超声造影（ER 5-8）

消融淋巴结呈无增强，范围12mm×10mm×8mm。无膈神经损伤并发症。

ER 5-8
病例 5-2
即刻超声造影

2. 长期随访（图5-4）

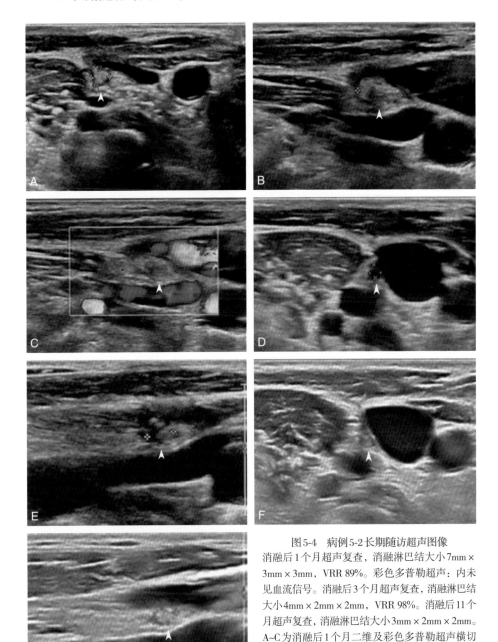

图5-4 病例5-2长期随访超声图像

消融后1个月超声复查，消融淋巴结大小7mm×3mm×3mm，VRR 89%。彩色多普勒超声：内未见血流信号。消融后3个月超声复查，消融淋巴结大小4mm×2mm×2mm，VRR 98%。消融后11个月超声复查，消融淋巴结大小3mm×2mm×2mm。A~C为消融后1个月二维及彩色多普勒超声横切面、纵切面。D、E为消融后3个月二维超声横切面、纵切面。F、G为消融后11个月二维超声横切面、纵切面。箭头为消融淋巴结。

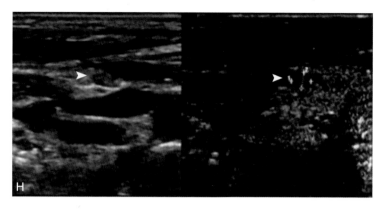

图5-4（续） 病例5-2长期随访超声图像

H为消融后11个月超声造影。箭头为消融淋巴结。

三、病例5-3：甲状腺髓样癌术后多发转移淋巴结

（一）病例资料

患者，女性，56岁。5年前因甲状腺髓样癌伴左颈部淋巴结转移行甲状腺全切及左颈部淋巴结廓清术。术后长期口服左甲状腺素75μg/d，甲状腺功能维持正常。复查血清降钙素升高1个月。血清降钙素值26.89pmol/L（正常参考值0~5.22），左颈部Ⅵ区、Ⅳ区、Ⅴ区及右颈部Ⅱ区、Ⅲ区见多枚肿大淋巴结（图5-5），穿刺细胞学病理提示左颈部Ⅵ区、Ⅳ区淋巴结均见上皮样细胞，穿刺洗脱液降钙素值均>2 000pg/ml，其他淋巴结穿刺细胞学病理提示反应性增生，穿刺洗脱液CT值<2pg/ml。

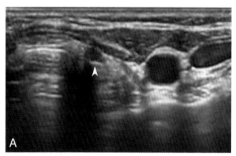
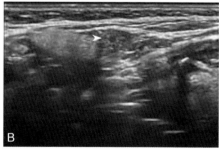

图5-5 病例5-3超声图像

超声：Ⅵ淋巴结大小7mm×6mm×6mm（箭头）；Ⅳ区淋巴结大小5mm×5mm×4mm（箭头）。A为Ⅵ淋巴结二维超声横切面，B为Ⅳ区二维超声纵切面。

（二）治疗策略

经皮穿刺左颈部Ⅵ区、Ⅳ区转移淋巴结分别适形射频消融治疗。

1. 尽可能一次性灭活两枚转移淋巴结；

2. 以经颈前部穿刺路径为主，尽量沿淋巴结长轴穿刺进行消融；

3. 消融顺序原则先易后难，同时根据操作者经验先做把握大、相对安全的病灶，消融顺序先Ⅵ区后Ⅳ区；

4. 需要液体隔离，尤其Ⅵ区淋巴结紧邻喉返神经，隔离需更充分。

（三）治疗过程及消融后评估

1. 左颈部Ⅵ区淋巴结消融（图5-6）

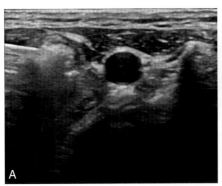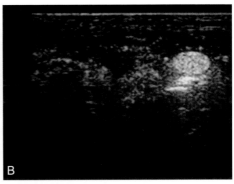

图5-6　病例5-3Ⅵ区淋巴结消融

A.消融过程，在局部麻醉及淋巴结周围液体隔离后，经颈前部路径穿刺，电极针送至淋巴结内，启动60W固定射频消融，当气化高回声完全覆盖整个淋巴结时，停止消融；B.即刻超声造影，淋巴结呈无增强，范围12mm×6mm×4mm。无声音嘶哑等并发症。

2. 左颈部Ⅳ区淋巴结消融

（1）消融过程（ER 5-9）：

局部麻醉及液体隔离后，经颈前部路径穿刺电极针至淋巴结内，启动60W固定射频消融，当气化高回声完全覆盖淋巴结时，停止消融。

ER 5-9
病例5-3Ⅳ区
淋巴结消融过程

（2）即刻超声造影（ER 5-10）：

ER 5-10
病例 5-3
Ⅳ区淋巴结
即刻超声造影

淋巴结及周围隔离液体呈无增强,范围13mm×10mm×9mm。无出血等并发症。

3. 长期随访（图5-7）

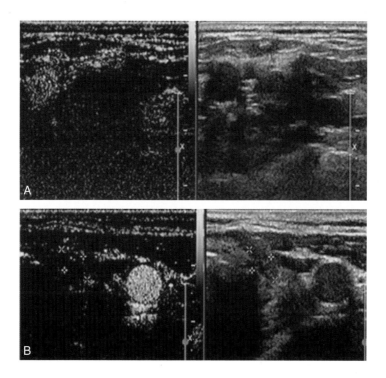

图5-7　病例5-3长期随访超声图像

消融后1个月超声造影：Ⅳ区及Ⅵ区消融淋巴结呈无增强，范围分别为6mm×6mm×4mm、7mm×4mm×4mm。消融后3个月：超声消融灶大小3mm×3mm×3mm、2mm×1mm×2mm；超声造影显示消融淋巴结呈无增强，范围2mm×1mm×1mm、3mm×2mm×2mm。3个月时血CT值4.82pmol/L。A、B为消融后1个月Ⅳ区及Ⅵ区淋巴结超声造影。

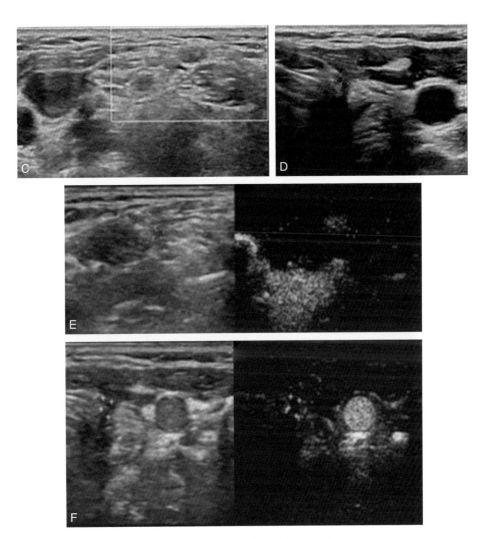

图5-7（续） 病例5-3长期随访超声图像

C为消融后3个月Ⅳ区淋巴结彩色多普勒超声横切面；D为消融后3个月Ⅵ区淋巴结二维超声横切面；E、F为消融后3个月Ⅳ区及Ⅵ区淋巴结超声造影。

四、病例5-4：甲状腺乳头状癌术后Ⅵ区淋巴结

（一）病例资料

患者，男性，48岁。甲状腺乳头状癌全切术后1.5年，颈前Ⅵ区一增大淋巴结，邻近气管（图5-8、ER 5-11）。穿刺细胞学病理：见转移癌细胞。穿刺洗脱液Tg值>500ng/ml。

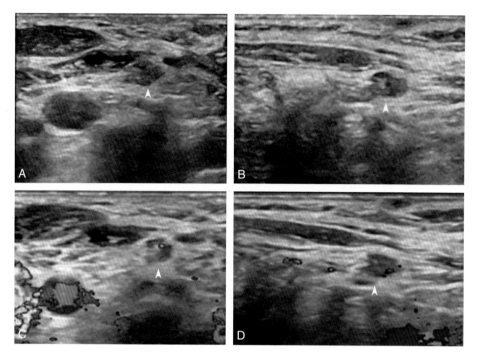

图5-8 病例5-4超声图像

超声示颈前Ⅵ区一增大淋巴结（箭头），大小10mm×8mm×6mm。彩色多普勒超声：内见少许点状血流信号。A~D为二维及彩色多普勒超声横切面、纵切面。

ER 5-11
病例5-4
超声造影

超声造影示颈前Ⅵ区淋巴结呈不均匀高增强。

（二）治疗策略

经皮穿刺颈前Ⅵ区淋巴结适形射频消融治疗。

这枚位于淋巴结颈前Ⅵ区，周围除了胸骨甲状肌、脂肪等，邻近气管，需液体隔离。

（三）治疗过程

1. 液体隔离（ER 5-12）

颈前路径分别穿刺至淋巴结背侧及腹侧进行周围液体隔离。

ER 5-12
病例 5-4
液体隔离

2. 消融过程（ER 5-13）

颈前路径穿刺电极针沿淋巴结长轴至其远端，针尖抵至淋巴结远端被膜后略上翘，启动60W固定消融，达到目标范围后，暂停消融，电极针退至近端边缘，不退出至被膜，改变方向后再次启动消融，至整个淋巴结完全被气化高回声覆盖，停止消融。

ER 5-13
病例 5-4
消融过程

（四）消融后评估

1. 即刻超声造影（ER 5-14）

消融淋巴结无增强，范围10mm×9mm×5mm。无呛咳、出血、疼痛等并发症。

ER 5-14
病例 5-4
即刻超声造影

2. 长期随访（图5-9）

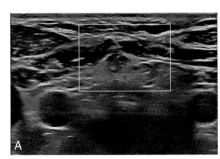
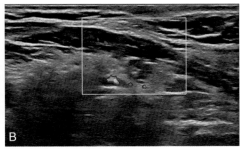

图5-9　病例5-4长期随访超声图像

消融后1个月超声复查,淋巴结呈低回声,大小5mm×5mm×4mm,内部未见血流信号。无异常淋巴结。
A、B为彩色多普勒超声横切面、纵切面。

参考文献

［1］ Baek JH, Kim YS, Sung JY, et al. Locoregional control of metastatic well differentiated thyroid cancer by ultrasound-guided radiofrequency ablation［J］. AJR Am J Roentgenol, 2011, 197（2）: W331-336.

［2］ Monchik JM, Donatini G, Iannuccilli J, et al. Radiofrequency ablation and percutaneous ethanol injection treatment for recurrent local and distant well differentiated thyroid carcinoma［J］. Ann Surg, 2006, 244（2）: 296-304.

［3］ Baek JH, Lee JH, Sung JY, et al. Complications encountered in the treatment of benign thyroid nodules with US-guided radiofrequency ablation: a multicenter study［J］. Radiology, 2012, 262（1）: 335-342.

［4］ Shin JE, Baek JH, Ha EJ, et al. Ultrasound features of middle cervical sympathetic ganglion［J］. Clin J Pain, 2015, 31（10）: 909-913.

［5］ Hong MJ, Baek JH, Kim DY, et al. Spinal accessory nerve: ultrasound findings and correlations with neck lymph node levels［J］. Ultraschall Med, 2016, 37（5）: 487-491.

［6］ Suh CH, Baek JH, Choi YJ, et al. Efficacy and safety of radiofrequency and ethanol ablation for treating locally recurrent thyroid cancer: a systematic review and meta-analysis［J］. Thyroid, 2016, 26（3）: 420-428.

［7］ Baek JH, Kim YS, Sung JY, et al. Locoregional control of metastatic well-differentiated thyroid cancer by ultrasound-guided radiofrequency ablation［J］. AJR Am J Roentgenol, 2011, 197（2）: W331-336.

［8］ Guenette JP, Monchik JM, Dupuy DE. Image-guided ablation of postsurgical loc oregional recurrence of biopsy-proven well-differentiated thyroid carcinoma［J］. J Vasc Interv Radiol, 2013, 24（5）: 672-679.

［9］ Kim JH, Yoo WS, Park YJ, et al. Efficacy and safety of radiofrequency ablation for treatment of locally recurrent thyroid cancers smaller than 2cm［J］. Radiology, 2015, 276（3）: 909-918.

［10］ Lee SJ, Jung SL, Kim BS, et al. Radiofrequency ablation to treat loco-regional recurrence of well-differentiated thyroid carcinoma［J］. Korean J Radiol, 2014, 15（6）: 817-826.

［11］ Wang L, Ge M, Xu D, et al. Ultrasonography-guided percutaneous radiofrequency ablation for cervical lymph node metastasis from thyroid carcinoma［J］. J Cancer Res Ther, 2014, 10: C144-149.

［12］ Haugen BR, Alexander EK, Bible KC, et al. 2015 American Thyroid Association Management Guidelines for Adult Patients with Thyroid Nodules and Differentiated Thyroid Cancer: The American Thyroid Association Guidelines Task Force on Thyroid Nodules and Differentiated Thyroid Cancer［J］. Thyroid, 2016, 26（1）: 1-133.

［13］Lim HK，Baek JH，Lee JH，et al. Efficacy and safety of radiofrequency ablation for treating locoregional recurrence from papillary thyroid cancer［J］. Eur Radiol，2015，25（1）：163-170.

［14］Xu D，Wang L，Long B，et al. Radiofrequency ablation for postsurgical thyroid removal of differentiated thyroid carcinoma［J］. Am J Transl Res，2016，8（4）：1876-1885.

［15］Dupuy DE，Monchik JM，Decrea C，et al. Radiofrequency ablation of regional recurrence from well-differentiated thyroid malignancy［J］. Surgery，2001，130（6）：971-977.

［16］Monchik JM，Donatini G，Iannuccilli J，et al. Radiofrequency ablation and percutaneous ethanol injection treatment for recurrent local and distant well-differentiated thyroid carcinoma［J］. Ann Surg，2006，244（2）：296-304.

［17］Park KW，Shin JH，Han BK，et al. Inoperable symptomatic recurrent thyroid cancers：preliminary result of radiofrequency ablation［J］. Ann Surg Oncol，2011，18（9）：2564-2568.

［18］Mauri G，Cova L，Tondolo T，et al. Percutaneous laser ablation of metastatic lymph nodes in the neck from papillary thyroid carcinoma：preliminary results［J］. J Clin Endocrinol Metab，2013，98（7）：E1203-1207.

［19］Papini E，Bizzarri G，Bianchini A，et al. Percutaneous ultrasound-guided laser ablation is effective for treating selected nodal metastases in papillary thyroid cancer［J］. J Clin Endocrinol Metab，2013，98（1）：E92-97.

［20］Mauri G，Cova L，Ierace T，Baroli A，et al. Treatment of Metastatic Lymph Nodes in the Neck from Papillary Thyroid Carcinoma with Percutaneous Laser Ablation［J］. Cardiovasc Intervent Radiol，2016，39（7）：1023-1030.

［21］Shin JE，Baek JH，Lee JH. Radiofrequency and ethanol ablation for the treatment of recurrent thyroid cancers：current status and challenges［J］. Curr Opin Oncol，2013，25（1）：14-19.

［22］Wells SA，Asa SL，Dralle H，et al. Revised American Thyroid Association guidelines for the management of medullary thyroid carcinoma［J］. Thyroid，2015，25（6）：567-610.

［23］王宇，田文，嵇庆海，等. 甲状腺髓样癌诊断与治疗中国专家共识（2020版）［J］. 中国实用外科杂志，2020，40（9）：1012-1020.

［24］Viola D，Elisei R. Management of Medullary Thyroid Cancer［J］. Endocrinology & Metabolism Clinics of North America，2018，48（1）：285-301.

［25］Meng-Ying Tong，Hu-Sha Li，Ying Che. Recurrent medullary thyroid carcinoma treated with percutaneous ultrasound-guided radiofrequency ablation：A case report［J］. World J Clin Cases，2021，9（4）：864-870.

第六章

甲状旁腺的解剖及生理

一、甲状旁腺的胚胎发生及解剖特点

（一）胚胎发生

甲状旁腺由咽囊内胚层发生。上对腺体源于第四咽囊，下对腺体来自第三咽囊，与胸腺的发生部位很近。在发生过程中与胸腺相连一同下降，一般只降到甲状腺下端，有的可到胸腺附近。它们大多位于甲状腺被膜内，有的埋于甲状腺实质中。

（二）结构

甲状旁腺由薄层结缔组织被膜包被，被膜发出小隔伸入实质，血管、淋巴管和神经穿行小隔进入。甲状旁腺结缔组织中常含脂肪细胞，青春期时渐多。内部实质由主细胞和嗜酸细胞组成，细胞排列成团或索，其间富有毛细血管。

（三）形态和位置

甲状旁腺形态呈卵圆形或扁平形，外观为黄、红或红棕色，平均大小5mm×3mm×2mm，每枚约重35g~40g。甲状旁腺通常紧密附着于甲状腺双叶背侧，数目通常为四枚，左右各两枚，每侧分为上位甲状旁腺和下位甲状旁腺。上位甲状旁腺通常位于以喉返神经与甲状腺下动脉交叉上方1cm处为中心、直径2cm的圆形区域内（占80%），下位甲状旁腺通常位于甲状腺下极背侧、甲状腺下动脉附近（占60%）（图6-1）。

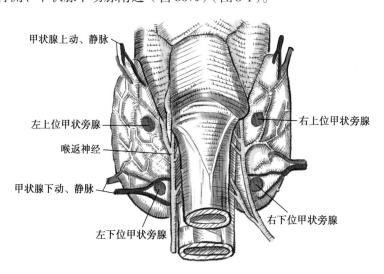

图6-1　甲状旁腺背侧观示意图

（四）变异

甲状旁腺的数目和位置均可存在变异。据统计，三枚甲状旁腺的发生率为13%左右；五枚及五枚以上甲状旁腺的发生率为6%左右。上位甲状旁腺位置通常较为恒定，较少发生变异，常见的变异位置位于甲状腺上极背侧，约20%；下位甲状旁腺位置变异较大，这与胚胎发育过程中咽囊下降程度有关，常见的异位部位为甲状腺内、颈动脉鞘内、食管后、胸骨上窝乃至纵隔内（图6-2）。

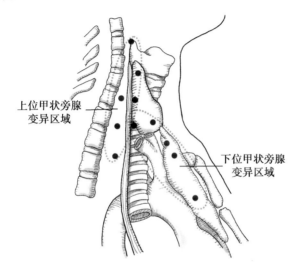

图6-2 甲状旁腺常见变异位置示意图
黑色标注为甲状旁腺常规解剖位置，红色标注为甲状旁腺常见变异位置。

二、甲状旁腺的血供

正常的甲状旁腺血管很细，来源不易识别。甲状旁腺的血供可源于甲状腺下动脉分支，甲状腺上、下动脉吻合支，甲状腺最下动脉，胸廓内动脉或对侧颈部等。约70%上位甲状旁腺血供来自甲状腺下动脉上行支，约20%来自甲状腺上动脉分支，剩下一部分可以来源于甲状腺表面的血管分支。约80%下位甲状旁腺血供来源于甲状腺下动脉或最下动脉，约20%来自甲状腺表面的血管分支。甲状旁腺的动脉血供复杂，约30%甲状旁腺由两根血管供血，约10%由三支血管供血，故甲状旁腺再生能力强，这也是影响甲状旁腺治疗疗效的原因。

甲状旁腺静脉通常与动脉走行平行，最终汇入甲状腺静脉中。纵隔内甲状旁腺的静脉通常汇入胸腺静脉或胸廓内静脉。

三、甲状旁腺生理及功能亢进症的病理生理机制

（一）甲状旁腺的生理作用

1. 分泌甲状旁腺激素　甲状旁腺是人体内分泌腺之一，分泌的甲状旁腺激素（parathyroid hormone，PTH）可调节机体内钙、磷的代谢。PTH为甲状旁腺主细胞分泌，其作用靶细胞是骨骼和肾脏。主要生物学效应为升高血钙，降血磷，具体机制如下：

（1）PTH可以动员骨钙入血：数分钟内骨细胞释放碱性磷酸酶和蛋白水解酶，使骨小管壁上的钙盐和骨基质加速溶解，骨骼中的磷酸钙转运入血，使血钙升高，长期过度分泌可使破骨细胞活动增加，形成骨溶解，导致骨质疏松及血钙升高、血磷降低。

（2）PTH可以直接促进肾近曲小管、远曲小管和髓袢上升段对血钙的重吸收，抑制近曲小管和远曲小管对磷的重吸收，从而导致尿钙减少，尿磷增多。

（3）PTH还可通过活化维生素D_3间接促进肠道对钙离子的吸收：PTH有增强肾内羟化酶活性的作用，在该酶的催化下可使25-羟化维生素D_3转变为1,25-二羟维生素D_3即活性维生素D，1,25-二羟维生素D_3可促进肠道对钙离子的吸收（图6-3）。

2. 甲状旁腺激素的分泌调节　PTH分泌的主要调节因素为血液中钙离子水平，血钙降低时，PTH分泌升高，久而久之则腺体增生；血钙升高时，PTH分泌下降，时间久了则腺体萎缩。PTH分泌也受血磷和血镁离子的影响，血磷升高时，血钙下降，而后PTH升高；血镁降低时，PTH降低（图6-3）。

（二）甲状旁腺功能亢进症的病理生理

甲状旁腺功能亢进是指甲状旁腺分泌过多PTH，病因学分类包括：原发性、继发性和三发性。

1. 原发性甲状旁腺功能亢进症（primary hyperparathyroidism，PHPT）　系甲状旁腺组织原发病变致甲状旁腺激素分泌过多导致的一组临床综合征，包括高钙血症、肾钙重吸收和尿磷排泄增加、肾结石、肾钙质沉着症和以皮质骨为主骨吸收增加等。病理以单个甲状旁腺腺瘤最常见，约

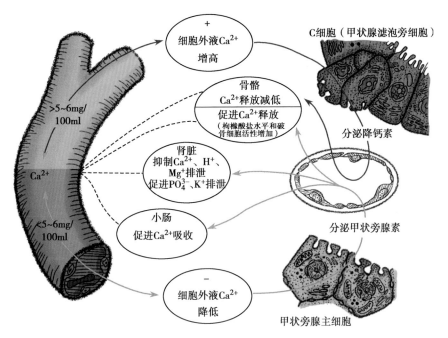

图6-3 甲状旁腺激素的生理作用及调节

占80%，少数为甲状旁腺增生或甲状旁腺癌。

2. 继发性甲状旁腺功能亢进症（secondary hyperparathyroidism，SHPT） 指各种原因的低钙、高磷刺激导致甲状旁腺代偿性增生，最终导致PTH分泌增加。主要见于慢性肾脏病，其他如维生素D缺乏、小肠吸收不良等。增生多累及多颗甲状旁腺。

3. 三发性甲状旁腺功能亢进症（tertiary hyperparathyroidism，THPT） 在继发性甲旁亢的基础上，甲状旁腺受到持久性刺激，部分增生组织转变为能自主分泌PTH的腺瘤，这种情况称为三发性甲状旁腺功能亢进症。常见于慢性肾病及肾移植后。

四、甲状旁腺毗邻关系及超声定位

甲状旁腺后方通常毗邻喉上神经、喉返神经及其分支，部分喉返神经变异后会走行于甲状旁腺及甲状腺之间，热消融时应格外注意避免其损伤。另外，对于位置发生变异的甲状旁腺应视位置注意其与交感神经节、副神经及迷走神经的位置关系，故消融时完全分离甲状旁腺及周围组织尤为重要。具体神经走行情况参见第一章第四节"二、甲状腺相关神经"及第三章第二节内容。

　　甲状旁腺的前方为甲状腺，后方为颈长肌，外侧邻近颈动脉鞘，内侧邻近气管、食管（图6-4、图6-5）。异位甲状旁腺位于相应解剖部位。

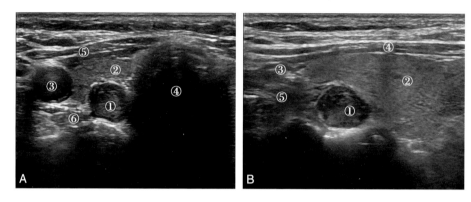

图6-4　右上位甲状旁腺腺瘤超声图像
超声示甲状旁腺腺瘤为低回声，边界清晰，形态呈圆形。
A.横切面：①病变的甲状旁腺；②甲状腺；③颈总动脉；④气管；⑤颈前肌群；⑥颈长肌。
B.纵切面：①病变的甲状旁腺；②甲状腺；③甲状腺上动脉；④颈前肌群；⑤咽下缩肌群。

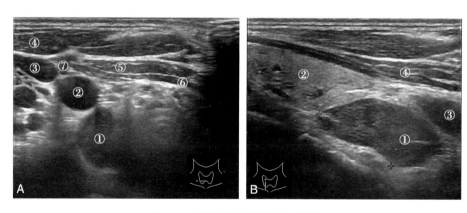

图6-5　右下位甲状旁腺腺瘤超声图像
超声示甲状旁腺腺瘤为低回声，边界清晰，形态呈圆形。
A.横切面：①病变的甲状旁腺；②颈总动脉；③颈内静脉；④胸锁乳突肌；⑤胸骨舌骨肌；⑥胸骨甲状肌；⑦迷走神经。
B.纵切面：①病变的甲状旁腺；②甲状腺；③颈总动脉；④颈前肌群。

正常甲状旁腺由于体积较小且与周围组织不能形成良好反射界面，故通常超声下难以显示。正常甲状旁腺回声受脂肪组织含量的影响可表现为高回声、等回声及低回声，且通常无明显血流信号。

异常甲状旁腺以低回声或混合回声为主，边界清晰，可见包膜回声，部分内部可伴粗大钙化。彩色多普勒可见周边血管包绕及内部丰富的血流信号。

参 考 文 献

［1］Townsend CM，Beauchamp RD，Evers BM，et al. Sabiston textbook of surgery［M］. 20th ed . Amsterdam：Elsevier，2016.

［2］Som PM，Curtin HD. Head and neck imaging［M］. St. Louis：Mosby，2011.

［3］Lappas D，Noussios G，Anagnostis P，et al. Location，number and morphology of parathyroid glands：results from a large anatomical series［J］. Anat Sci Int，2012，87（3）：160-164.

［4］Simental AA，Ferris RL. Revision parathyroid surgery［J］. Operative Techniques in Otolaryngology-Head and Neck Surgery，2016，27（3）：172-174.

［5］Hillary SL，Balasubramanian SP. Anatomy of the thyroid，parathyroid，pituitary and adrenal glands［J］. Surgery（oxford），2017，35（10）：537-541.

［6］中华医学会骨质疏松和骨矿盐疾病分会，中华医学会内分泌分会代谢性骨病学组 . 原发性甲状旁腺功能亢进症诊疗指南［J］. 中华骨质疏松和骨矿盐疾病杂志，2014，7（3）：187-198.

［7］王倩，张挺，邓微，等 . 异位甲状旁腺腺瘤伴功能亢进7例分析［J］. 人民军医，2017，60（9）：70-73，82.

［8］Taterra D，Wong LM，Vikse J，et al. The prevalence and anatomy of parathyroid glands：a meta-analysis with implications for parathyroid surgery［J］. Langenbecks Arch Surg，2019，404（1）：63-70.

| 第七章

甲状旁腺热消融治疗

甲状旁腺良性肿瘤及继发性甲状旁腺增生常常伴有甲状旁腺素升高、钙磷异常，主要治疗方法为开放切除手术和药物治疗。随着介入性超声的快速发展，包括射频、微波、激光及高强度聚集超声（high-intensity focused ultrasound，HIFU）在内的热消融技术在治疗实体肿瘤的应用范围越来越广泛。甲状旁腺热消融治疗最早报道于2001年，丹麦内分泌科医生对1例内分泌治疗无效的原发性甲状旁腺功能亢进患者进行了激光消融治疗。2006年，意大利放射医生为1例因心肺功能不全不能耐受切除手术的难治性继发性甲状旁腺功能亢进症患者进行了射频消融治疗。这些个案的成功让我们看到甲状旁腺消融的可能性。2013年，国内学者开始应用射频及微波消融治疗原发性、继发性甲状旁腺功能亢进症。我国是肾病大国，目前在册的透析患者（腹透及血透）逾400万人，继发性甲状旁腺功能亢进症患者治疗需求量大，故我国这项技术发展速度快，应用例数多，相关研究处于国际领先地位。截至目前，国内已经有上千例患者接受了甲状旁腺热消融治疗，总体结果显示出较好的有效性和安全性。不过，截至2020年，国内外尚未有公开发表的甲状旁腺功能亢进热消融治疗指南或专家共识，故我们结合外科手术及甲状旁腺消融相关文献，总结如下。

第一节 适 应 证

一、原发性甲状旁腺功能亢进症消融适应证

（一）必要条件（同时具备如下两条）

1. 血PTH水平升高。

2. 超声清晰显示增生的甲状旁腺，符合典型PHPT影像学特征，且存在安全穿刺路径。

（二）非必要条件

1. 存在骨关节疼痛、转移性钙化、肾脏多发结石等症状。

2. 高钙血症　血钙高于正常上限0.25mmol/L。

3. 肾脏损害　肌酐清除率<60ml/min。

4. 骨密度异常　任何部位骨密度值低于峰值骨量2.5个标准差，和/或出现病理性骨折。

5. 甲状旁腺核素显像（^{99m}Tc-MIBI双时相显像）或颈部CT（平扫或增强）符合典型PHPT表现。

6. 甲状旁腺细胞学/组织学病理活检。

二、继发性甲状旁腺功能亢进症消融适应证

（一）必要条件（同时具备如下两条）

1. 有慢性肾脏病或维生素D缺乏等相关病史，且血PTH水平>800pg/ml。

2. 超声清晰显示增生的甲状旁腺，符合典型PHPT影像学特征，且存在安全穿刺路径。

（二）非必要条件

1. 存在骨关节疼痛、转移性钙化、肾脏多发结石等症状。

2. 药物治疗无效SHPT或顽固性高钙及高磷血症。

3. 核素扫描提示甲状旁腺延迟期核素浓聚，和/或颈部CT（平扫或增强）提示甲状旁腺良性占位。

4. 骨密度异常　任何部位骨密度值低于峰值骨量2.5个标准差，和/或

出现病理性骨折。

5. 超声能够清晰显示所有增生的甲状旁腺，并经其他影像学，如核素扫描或薄层CT检查证实，排除异位甲状旁腺患者。

第二节　禁忌证与相对禁忌证

一、禁忌证

1. 甲状旁腺癌。

2. 严重的心脑血管疾病。

3. 精神异常或意识障碍等不能配合治疗者。

4. 严重的凝血功能异常。

5. 感染急性期。

6. 存在低钙血症。

7. 甲状旁腺自发性出血伴包膜破裂者。

8. 超声不能清晰显示、没有安全穿刺路径。

二、相对禁忌证

1. 病灶对侧声带麻痹或活动异常，需全面评估消融导致患侧喉返神经受损的风险。

2. 女性月经期、轻度凝血功能异常或术前停用抗凝药时间未达标者。

3. 高血压、高血糖及呼吸道疾病，如睡眠呼吸暂停综合征患者术前、术后应全面系统管理原发病。

4. 甲状旁腺体积与血清PTH水平不相符合者。

5. 腺体位置较深（距体表深度大于3cm）、位于颈动脉鞘内、大血管周、气管/胸骨后方、呈深分叶状者。

6. 腺体内自发性出血但包膜完整的，建议非急性期消融治疗。

第三节　术前评估与准备

一、基础情况评估

充分了解病史，控制基础病，明确是否符合适应证，有无禁忌证。评价伴随症状及程度。

二、影像学评估

（一）超声及超声造影检查

术前行常规超声检查，明确病变甲状旁腺数目、位置、形态及毗邻。超声造影检查明确病变旁腺有无破裂，内部有无出血，了解甲状旁腺血供情况。

（二）核素扫描检查

对功能亢进的甲状旁腺敏感性高，常用的显像剂是 ^{99m}Tc-MIBI（锝 -99m-甲氧基异丁基异腈）。必要时联合单光子发射计算机断层成像（singlephoton emission computed tomography，SPECT）断层融合显像，可兼具功能成像及解剖影像的优点。

（三）颈部薄层CT检查

可进一步确认病灶位置、大小、形态和毗邻，为热消融治疗提供更丰富信息，必要时需完善。

三、实验室检查

（一）必查项

1. 甲状旁腺功能及血电解质检查　PHPT患者血PTH升高、血钙升高、血磷降低；疾病严重程度与血PTH水平正相关。SHPT患者血PTH升高（严重者血PTH可超过2 000pg/ml）、血钙轻度升高或正常、血磷升高。术前完善上述检查来评估患者疾病严重程度，并作为术后疗效评价基线。

2. 其他检查　血常规、血型、病毒学、C反应蛋白（C reactive protein，CRP）、凝血功能、血生化检查、碱性磷酸酶（alkaline phosphatase，ALP）、

甲状腺功能及血清降钙素。

（二）选查项

依据患者病情需要，必要时完善血气、B型钠尿肽（B-type natriuretic peptide，BNP）、心肌肌钙蛋白 I（cardiac troponin I，cTnI）、骨代谢标志物、肿瘤标志物等检查。

四、其他检查

心电图、心脏彩色多普勒超声是术前必需检查的项目。SHPT患者因肾功能衰竭、电解质紊乱、血管内钙化等，常常合并心电生理异常、心功能不全、心包积液等情况，故心电图检查能够筛查是否存在冠心病、心律失常等情况，心脏彩色多普勒超声观察有无心包积液及严重程度，评价心脏功能和围手术期加重心血管疾病的风险。

其他辅助检查参见第二章第三节"六、其他检查"。

五、注意事项

血液透析的SPHT患者术前、术后应采用无肝素透析各1~2次。

围手术期抗凝药停用及复用时间参见第二章第三节"八、围手术期停药及用药参考"。

六、签署知情同意书

首先，甲状旁腺位置特殊、增生数目不确定，可能预计需要多次，治疗或术中还可能改变治疗计划。其次，由于SHPT患者的原发病无法去除，甲状旁腺自身代偿能力强，故即使增生的甲状旁腺完全消融灭活，未经治疗的甲状旁腺一定时间后还会再次增生，PTH降而复升，症状常减轻后又加重。另外，对于一次性消融多枚甲状旁腺的患者，术后存在低钙血症等电解质紊乱相关风险。所以消融治疗前需详细告知患者及家属上述所有可能的情况，其他有关事项参见第二章第三节"七、签署知情同意书"。患者及家属在充分了解病情、风险等并同意进行热消融治疗后，签署知情同意书。

第四节　操作流程与技术要领

一、操作流程

基本操作流程参见第二章第四节"一、操作流程"。值得指出的是，液体隔离在甲状旁腺热消融中是必须进行而且相对重要的步骤。

二、技术要领

甲状旁腺位于甲状腺后方，紧贴甲状腺后被膜。四枚甲状旁腺均有完整的包膜，包膜周围除颈长肌、甲状腺外，还紧邻喉返神经、气管、食管、颈动脉鞘内迷走神经等重要脏器。除此之外，上位甲状旁腺还常常紧邻喉上神经。由于甲状旁腺具有位置较深、紧邻重要脏器及再生能力强等特点，故热消融治疗目标为：尽量一次性灭活所有增生/病变腺体；每枚腺体消融尽量彻底；周围神经等重要结构不发生副损伤。总结技术要点如下。

（一）麻醉方式

1. 局部麻醉　SHPT患者肾脏功能差，药物代谢速度慢，建议首选局部麻醉方式。具体方法参见第二章第四节"二、技术要领"中的"局部麻醉"。

2. 静脉清醒镇静　患者在药物治疗后血压仍不稳定、精神过度紧张等情况下，可采用静脉清醒镇静方式。术前需请麻醉专科医师对患者的肾脏功能、麻醉风险等进行全面评估。

（二）穿刺路径

根据操作者习惯和经验以能够有利于安全操作为原则，采取"经峡部"或"经侧颈部"穿刺路径。由于甲状腺组织质软且富含血管，反复穿刺极易导致出血，故建议穿刺路径不经过除峡部以外的甲状腺组织。

（三）消融针选择及消融模式

消融针型号一般选择工作尖端略小于甲状旁腺直径者。若甲状旁腺大小差异大，建议选择尖端可调节的消融针。

甲状旁腺热消融治疗常规采取固定和多点叠加消融模式，腺体体积特别大时可采用移动联合多点叠加消融模式。功率一般等于或略低于甲状腺消融。无须消融针道。

（四）液体隔离

甲状旁腺热消融治疗中，为达到整个腺体彻底灭活的同时避免腺体周边重要脏器热损伤的目的，消融前腺体周围充分液体隔离尤为重要。通常经峡部或/和经侧颈部穿刺，将穿刺针送至甲状旁腺被膜外，注射生理盐水或5%葡萄糖注射液以隔开腺体与周围重要脏器及结构。通常选择22G~23G、长度≥6cm的穿刺针，隔离液用量通常为10ml~50ml，以隔离开安全距离为原则。注射方法有两种：一种为一次性将液体注射在腺体周围后拔出穿刺针；另一种为穿刺针留置在腺体周围，消融过程中持续滴注或必要时推注隔离液体。

（五）消融策略

1. 原发性甲状旁腺功能亢进症（PHPT） PHPT患者通常是单发甲状旁腺病变。对于较小的病变，尽量通过一次治疗彻底灭活病灶；对于较大病灶（特别是直径>3cm）或多病灶者，一次治疗往往难以彻底灭活全部病灶，需要分次消融治疗。

2. 继发性甲状旁腺功能亢进症（SHPT） 正常人通常有四枚甲状旁腺，SHPT患者往往存在多枚增生腺体需要治疗，消融次数和每次治疗的数目需综合诸多因素后决定。根据病变数目和位置消融策略通常采取如下原则：①单枚病变时，采取一次消融策略。②同侧两枚病变时，采取一次同时消融两枚病变策略。③双侧各一枚病变时，首先选择较安全者进行消融，若消融完成后未出现声音嘶哑，则可继续完成对侧病变治疗；若一侧治疗完成后出现声音嘶哑，则需终止治疗。治疗后3~4个月复查喉镜评估神经恢复情况，拟定二次治疗时间。④三枚病变时，选择两枚病变侧先消融，若一侧治疗后未出现声音嘶哑，则可继续完成对侧病变治疗；否则需终止治疗。⑤四枚病变时，选择较安全侧先消融，同侧两枚治疗完毕后进行对侧治疗。若过程中患者出现声音嘶哑，需中止对侧治疗。

有研究表明，消融疗效与灭活腺体数目相关。单次消融三或四枚腺体的患者，复发时间明显长于单次消融一或两枚的患者。SHPT患者理想的治疗目标是一次性完成四枚旁腺的消融。但也有研究表明，一次性彻底消融全部甲状旁腺可造成患者术后顽固性低钙血症；分次消融则低钙程度减轻，且每次住院时间短，恢复快。故操作者需在上述原则基础上，结合患者自身情况进行灵活调整。

第五节　并发症及其预防与处理

一、低钙血症

低钙血症是甲状旁腺消融常见的并发症之一，早期临床表现为抽搐、烦躁、口唇或四肢麻木感、腹痛、腹泻、头晕、心悸等。多见于SHPT患者，PHPT患者少见。由于术后高PTH解除，血中钙离子迅速排泄或内流进入细胞内，故患者术后极易出现低钙血症。尤其是一次性治疗多枚甲状旁腺患者，甚至出现顽固性低钙血症，继而引发恶性心律失常，严重时可导致死亡。处理方法：术后立即进行连续性心电及血氧监测，同时测定血电解质，此后每2~4小时复查一次。当血钙降至正常低限时即开始补充钙剂。补钙方式首选口服，可选用钙剂和骨化三醇治疗。当血钙降至1.8mmol/L时可开始静脉补充1%葡萄糖酸钙。此外，SHPT患者还可通过高钙透析液补充。当血钙水平稳定后可放宽至每6、8、12小时检测一次。对于顽固性低钙的患者需要定期监测电解质及终身服药。

二、静脉补钙相关并发症

经浅表静脉补充钙剂极易发生钙离子外渗，导致静脉炎及皮肤坏死。后者属于严重并发症。采用短期深静脉持续性低浓度慢速泵入能有效预防钙离子外渗的发生。严重静脉炎通常采用止痛、抗凝及抗感染治疗；当出现皮肤坏死时，需尽早完成清创术及自体皮肤移植。

三、动脉瘤

极少见。有报道甲状旁腺消融损伤甲状腺上动脉形成假性动脉瘤。若超声显示短时间假性动脉瘤封闭，腔内形成血栓，则观察即可。若假性动脉瘤进行性增大，则需急诊介入或外科处理。

四、其他并发症

神经损伤、出血、疼痛、周围组织热损伤等请参见第二章第五节相关内容。

第六节　术　后　管　理

甲状旁腺术后管理较为复杂，尤其是SHPT患者有关电解质、透析液调节通常需要有经验的临床医师协助进行。

一、即刻疗效评估

主要包括消融范围和并发症评估，具体参见第二章第六节"一、即刻疗效评估"。评估中需特别注意：①病变的甲状旁腺血运丰富，消融后即刻体积会因组织失水而变小；②消融前甲状旁腺周围注射的隔离液体消融后即刻可能仍存在，所以消融后即刻超声造影评估消融范围须与二维超声、彩色超声进行对比分析方能准确。

二、术后短期管理

甲状旁腺消融的术后短期管理主要包括疗效评估及并发症管理，是保证手术安全性的重要一环。

（一）疗效评估

1. PTH监测　是判断短期疗效的最主要指标。由于PTH体内半衰期短，故消融后15~20分钟PTH即可明显降低，术后2~3天降至最低点。彻底消融治疗的SHPT患者，血PTH的理想目标是降至正常范围。姑息消融治疗的患者，血PTH值下降越低疗效越好。有研究表明，当患者术后第一天的PTH<272pg/ml时，术后1年内的PTH通常会维持在合理范围内。

2. 其他实验室指标　血钙、血磷及ALP也可作为疗效评估指标。术后即刻、当日每2~4小时及平稳后每4~6小时、6~8小时检测血钙和血磷。有研究表明，SHPT患者消融术后血钙下降越快短期疗效越好。术后ALP增高是甲旁亢导致的骨质疏松恢复的表现，ALP会先升高后降低，逐渐恢复正常范围，过程长短与骨骼损害程度、补钙剂量有关，一般可持续半年。推荐术后每天或隔日检测ALP。

3. 症状缓解　研究显示，皮肤瘙痒、骨痛、神经症状、不安腿综合征等症状会在术后1天开始缓解，症状缓解程度与血PTH下降水平有关。

4. 影像学评估　建议术后7天行甲状旁腺二维、彩色多普勒及超声造影检查。

（二）并发症管理

术后并发症管理参见第七章第五节。

三、术后长期管理

甲状旁腺消融患者术后应进行规范管理，推荐术后1、3、6、12个月及每6个月进行实验室检查、症状及影像学评估。

1. 实验室检查　血钙、磷、PTH、ALP及骨代谢标志物。

2. 影像学检查　每次复查应行二维、彩色多普勒及超声造影检查，评估消融是否完全、消融灶吸收程度及其他甲状旁腺有无代偿性增生；必要时完善甲状旁腺核素扫描及颈部薄层CT等检查。

3. 症状评估　每次复查应关注患者皮肤瘙痒、骨痛、下肢无力、骨外钙化、神经系统、不安腿综合征等症状。

四、术后复发的处理时机及方法

复查中若存在消融不完全或新发增生的甲状旁腺，可视情况接受二次消融治疗或开放式手术治疗。目前，对于二次消融时间尚无统一意见，推荐患者满足以下情况后进行二次消融：①PHPT患者消融灶明显缩小后，未消融部分充分暴露且存在安全路径时；②SHPT患者血PTH复升至800pg/ml后，重新评价并满足适应证时。

第七节　病例讲解

一、病例7-1：原发性甲状旁腺亢进（左下位）

（一）病例资料

患者，女性，75岁。发现血钙升高1年，伴逐渐加重的骨痛，不能站立和行走。血PTH值为101.7pg/ml，血钙2.93mmol/L，血磷1.06mmol/L；ECT提示左下位甲状旁腺功能亢进。临床诊断：原发性甲旁亢（左下位）（图7-1、ER 7-1）。

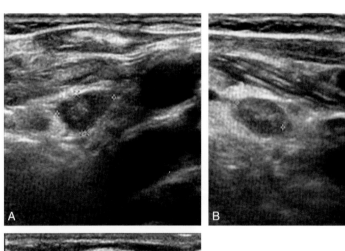

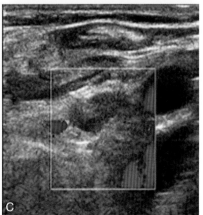

图7-1　病例7-1超声图像

超声示左下位甲状旁腺增大，大小12mm×6mm×5mm。彩色多普勒超声：血流信号不丰富。A、B为二维超声横切面、纵切面，C为彩色多普勒超声横切面。

ER 7-1
病例 7-1
超声造影

超声造影示左下位甲状旁腺呈不均匀高增强，边缘高增强。

（二）治疗策略

左下位甲状旁腺射频消融治疗。

1. 患者年龄大，有慢性骨痛及高血压病，为术中更好配合、避免血压升高等影响治疗过程，拟采用静脉清醒镇静麻醉联合局部麻醉方式；

2. 甲状旁腺距甲状腺下极边缘约5mm，周围紧邻气管、颈总动脉、左锁骨下动脉及肌肉等，故麻醉同时对腺体周边进行充分液体隔离；

3. 选择经颈前正中穿刺路径。

（三）治疗过程

1. 局部麻醉（ER 7-2）

ER 7-2
病例 7-1
局部麻醉

经颈前正中路径穿刺行左下甲状旁腺局部麻醉同时腺体前液体隔离。

2. 液体隔离（ER 7-3）

ER 7-3
病例 7-1
液体隔离

甲状旁腺周围注射生理盐水进行充分液体隔离。

3. 消融过程（ER 7-4）

将电极针送至甲状旁腺内，启动60W消融，当气化高回声至腺体被膜时暂停消融，在超声引导下，将电极针改变位置至待消融部位，再次启动消融，直至整个甲状旁腺完全被气化高回声覆盖，停止消融，总计消融时间2min。

ER 7-4
病例 7-1
消融过程

（四）消融后评估

1. 即刻超声造影（ER 7-5）

腺体内呈无增强，范围约10mm×6mm×6mm。无周围热损伤、疼痛等并发症。

ER 7-5
病例 7-1
即刻超声造影

2. 实验室检查及症状评估　消融后第二天，血PTH值由术前101.7pg/mL下降至正常范围25.72pg/mL，血钙由2.7mmol/L下降至2.42mmol/L。患者骨痛明显好转。无低钙血症并发症。

二、病例7-2：继发性甲状旁腺功能亢进症（右上位）

（一）病例资料

患者，女性，55岁。高血压性慢性肾脏病，腹透1年。伴周身骨痛，血PTH升高。曾口服西那卡塞2个月，不耐受。既往高血压、糖尿病、心脏病、脑血栓等病史。血PTH为1 503pg/mL，血钙2.57mmol/L，血磷2.35mmol/L，ECT提示右上位甲状旁腺功能亢进。临床诊断：继发性甲状旁腺功能亢进症（图7-2）。

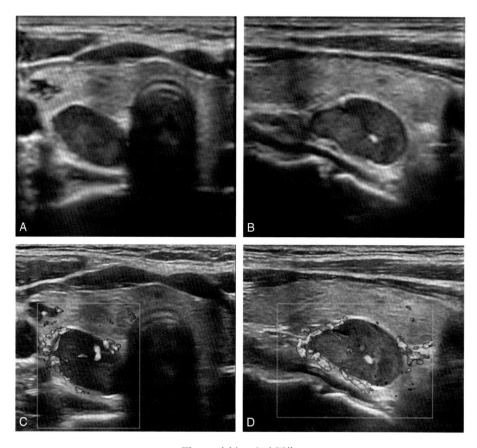

图7-2　病例7-2超声图像

超声示右上位甲状旁腺增大，大小22mm×18mm×13mm。彩色多普勒超声：血流信号略丰富。A~D
为二维及彩色多普勒超声横切面、纵切面。

（二）治疗策略

右上位甲状旁腺射频消融治疗。

1. 病灶为右上位甲状旁腺，位于甲状腺、颈长肌、颈动脉鞘及气管间，
需进行充分液体隔离；

2. 腺体长径方向为前外至后内，选择经侧颈部穿刺路径进行射频消融
治疗。

（三）治疗过程

1. 液体隔离（ER 7-6）

ER 7-6
病例 7-2
液体隔离

先经峡部穿刺至甲状旁腺内侧，注射生理盐水分离气管与甲状旁腺；再经侧颈部穿刺进行甲状旁腺腹侧和背侧的液体隔离。

2. 消融过程（ER 7-7）

ER 7-7
病例 7-2
消融过程

经侧颈部穿刺进入右上位甲状旁腺中，将电极针送至腺体内部最远端，启动60W消融，当气化高回声产生并达边缘被膜时改变位置，至切面内气化高回声充分覆盖腺体时停止消融，改变进针角度至另一切面继续消融直至整个腺体被气化高回声覆盖，消融时间3分钟。每个切面消融结束后探头纵切观察待消融残余部位。4分30秒时转动探头纵切观察，提示下极部分未被高回声覆盖，调整电极针并送至目标位置后启动消融，当高回声达到所需范围时，消融结束。

（四）消融后评估

1. 即刻超声造影（图7-3）

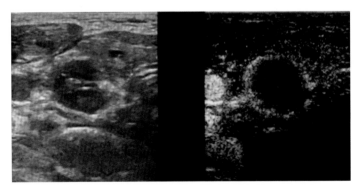

图 7-3　病例 7-2 即刻超声造影
病灶绝大部分无增强，范围21mm×16mm×14mm。患者术中出现血压升高、心率加快，硝苯地平片及酒石酸美托洛尔舌下含服后5分钟缓解。

2. 实验室检查及症状评估　消融后3天，血PTH下降至237.5pg/mL，血钙下降至2.03mmol/L，血磷降至1.64mmol/L，患者骨痛明显缓解。未出现疼痛、出血等并发症。

三、病例7-3：继发性甲状旁腺功能亢进症（多发）

（一）病例资料

患者，男性，57岁。慢性肾炎、肾性高血压26年、尿毒症25年，血液透析11年，下肢无力，伴踝关节、指关节疼痛1年。曾肾移植术后移植肾失功。甲状腺左叶切除术后。血PTH为1 900pg/mL，血钙2.52mmol/L，血磷1.98mmol/L，临床诊断：继发性甲状旁腺功能亢进症。曾西那卡塞口服不耐受。超声表现如下（图7-4、ER 7-8、ER 7-9、ER 7-10）：

超声造影甲状旁腺呈从外向内不均匀略高增强。

ER 7-8
病例 7-3
右上位甲状
旁腺超声造影

超声造影甲状旁腺呈从外向内不均匀略高增强。

ER 7-9
病例 7-3
右下位甲状
旁腺超声造影

超声造影甲状旁腺呈从外向内不均匀略高增强。

ER 7-10
病例 7-3
左上位甲状
旁腺超声造影

（二）治疗策略

三枚增大甲状旁腺射频消融治疗。

1. 尽可能一次性灭活三枚异常的甲状旁腺。

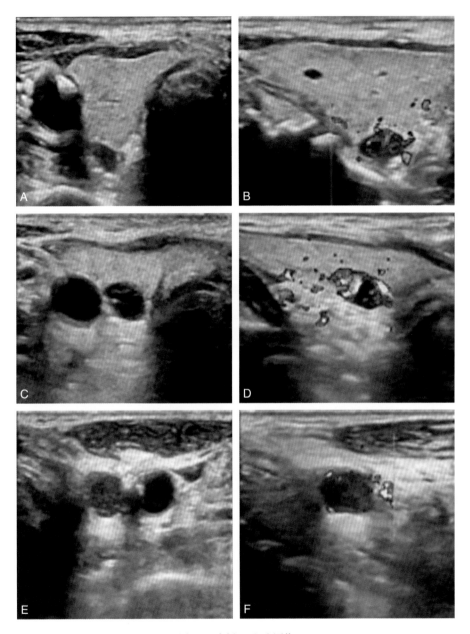

图7-4　病例7-3超声图像

超声示三枚甲状旁腺体积增大,血流信号略丰富。右上位10mm×8mm×5mm,右下位11mm×9mm×5mm,左上位11mm×8mm×8mm。

A.右上位甲状旁腺二维超声横切面;B.右上位甲状旁腺彩色多普勒超声纵切面;C.右下位甲状旁腺二维超声横切面;D.右下位甲状旁腺彩色多普勒超声纵切面;E.左上位甲状旁腺二维超声横切面;F.左上位甲状旁腺彩色多普勒超声纵切面。

2. 消融以经侧颈部穿刺为主。

3. 消融次序：先易后难原则。选择消融顺序为右下、右上、左侧。

4. 每枚甲状旁腺周围均应进行充分液体隔离，甲状腺左叶切除术后局部存在粘连，甚至神经位置异常，故经多路径注射隔离液体，多切面确认注射效果。

（三）治疗过程及消融后评估

1. 右下位甲状旁腺消融

（1）液体隔离（ER 7-11）：

ER 7-11
病例 7-3
右下位甲状
旁腺液体隔离

先经侧颈部穿刺进行背侧及内侧液体隔离。

（2）消融过程（ER 7-12）：

ER 7-12
病例 7-3
右下位甲状
旁腺消融过程

后经侧颈部穿刺送电极针至甲状旁腺内，启动60W固定消融，气化覆盖至腺体边缘，退针改变进针方向继续消融，直至整个甲状旁腺完全灭活。

（3）即刻超声造影（ER 7-13）：

ER 7-13
病例 7-3 右下位
甲状旁腺
即刻超声造影

即刻超声造影示甲状旁腺呈无增强，范围10mm×7mm×5mm。

2. 右上位甲状旁腺消融

（1）液体隔离（ER 7-14）：

ER 7-14
病例 7-3
右上位甲状
旁腺液体隔离

右上位甲状旁腺液体隔离：经峡部穿刺路径行腺体内侧和背侧液体隔离，侧颈部径路补充背侧和内侧液体隔离。

（2）消融过程（ER 7-15）：

ER 7-15
病例 7-3
右上位甲状
旁腺消融过程

右上位甲状旁腺消融过程：经侧颈部穿刺将电极针送至腺体内，启动60W固定消融，气化达到指定范围后，转动探头显示气化覆盖整个腺体，结束消融。

（3）即刻超声造影（ER 7-16）：

ER 7-16
病例 7-3 右上位
甲状旁腺
即刻超声造影

即刻超声造影：右上位甲状旁腺呈无增强，范围7mm×6mm×4mm。

3. 左上位甲状旁腺消融

（1）液体隔离（ER 7-17）：

ER 7-17
病例 7-3
左上位甲状
旁腺液体隔离

经颈部中央穿刺在腺体周围进行充分的液体隔离。

（2）消融过程（ER 7-18）：

ER 7-18
病例7-3
左上位甲状
旁腺消融过程

经颈前部路径穿刺行旁腺消融，过程中显示热传递范围受限，故反复数次经颈前及侧颈部路径行目标部位消融，直至整个甲状旁腺被气化完全覆盖。

（3）即刻超声造影（ER 7-19）：

ER 7-19
病例7-3左上位
甲状旁腺
即刻超声造影

即刻超声造影示甲状旁腺呈无增强，范围11mm×7mm×7mm。

4. 实验室检查及症状评估　消融后即刻血PTH下降至194.1pg/ml，血钙2.55mmol/L，血磷2.82mmol/L。消融后第二天患者诉双下肢无力明显缓解，踝关节疼痛较前减轻。

5. 长期随访（图7-5）

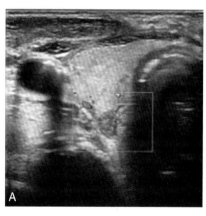
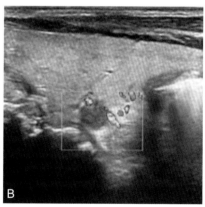

图7-5　病例7-3长期随访超声图像

消融后1个月超声复查，甲状旁腺右上位、右下位及左上位消融灶均呈不均匀低回声，大小分别为7mm×6mm×5mm、10mm×9mm×6mm、12mm×9mm×9mm，内未见血流信号。A、B为右上位甲状旁腺彩色多普勒超声横切面、纵切面。

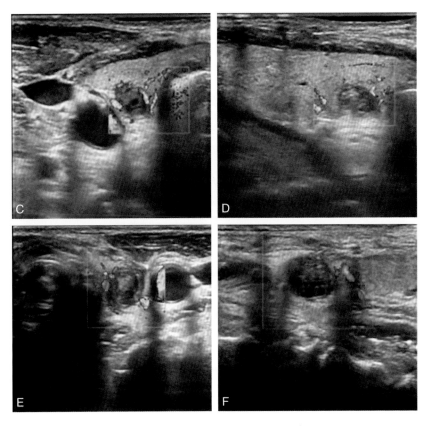

图7-5（续）　病例7-3长期随访超声图像

C、D为右下位甲状旁腺彩色多普勒超声横切面、纵切面，E、F为左上位甲状旁腺彩色多普勒超声横切面、纵切面。

参 考 文 献

［1］Townsend CM，Beauchamp RD，Evers BM，et al. Sabiston textbook of surgery［M］. 20th ed . Amsterdam：Elsevier，2016.

［2］Som PM，Curtin HD. Head and neck imaging［M］. Louis：Mosby，2011.

［3］Lappas D，Noussios G，Anagnostis P，et al. Location，number and morphology of parathyroid glands：results from a large anatomical series［J］. Anat Sci Int，2012，87（3）：160-164.

［4］Simental AA，Ferris RL. Revision parathyroid surgery［J］. Operative Techniques in Otolaryngology-Head and Neck Surgery，2016，27（3）：172-174.

［5］Hillary SL，Balasubramanian SP. Anatomy of the thyroid，parathyroid，pituitary and adrenal glands［J］. Surgery（oxford），2017，35（10）：537-541.

［6］中华医学会骨质疏松和骨矿盐疾病分会，中华医学会内分泌分会代谢性骨

病学组.原发性甲状旁腺功能亢进症诊疗指南［J］.中华骨质疏松和骨矿盐疾病杂志，2014，7（3）：187-198.

［7］王倩，张挺，邓微，等.异位甲状旁腺腺瘤伴功能亢进7例分析［J］.人民军医，2017，60（9）：70-73，82.

［8］Taterra D，Wong LM，Vikse J，et al. The prevalence and anatomy of parathyroid glands: a meta-analysis with implications for parathyroid surgery［J］. Langenbecks Arch Surg，2019，404（1）：63-70.

［9］Bennedbaek FN，Karstrup S，Hegedüs L. Ultrasound guided laser ablation of a parathyroid adenoma［J］. Br J Radiol，2001，74（886）：905-907.

［10］Carrafiello G，Laganà D，Mangini M，et al. Treatment of secondary hyperparathyroidism with ultrasonographically guided percutaneous radiofrequency thermoablation［J］. Surg Laparosc Endosc Percutan Tech，2006，16（2）：112-116.

［11］Fraser WD. Hyperparathyroidism［J］. Lancet，2009，374（9684）：145-158.

［12］Andrioli M，Riganti F，Pacella CM，et al. Long-term effectiveness of ultrasound-guided laser ablation of hyperfunctioning parathyroid adenomas: present and future perspectives［J］. AJR Am J Roentgenol，2012，199（5）：1164-1168.

［13］Wang R，Jiang T，Chen Z，et al. Regression of Calcinosis following Treatment with Radiofrequency Thermoablation for Severe Secondary Hyperparathyroidism in a Hemodialysis Patient［J］. Internal Medicine，2013，52（5）：583-587.

［14］章建全，仇明，盛建国，等.超声引导下经皮穿刺热消融治疗甲状旁腺结节［J］.第二军医大学学报，2013，34（4）：362-370.

［15］赵军凤，钱林学，祖圆.超声引导下经皮热消融治疗继发性甲状旁腺功能亢进的疗效［J］.中华医学超声杂志：电子版，2013，（11）：29-32.

［16］Jiang T，Chen F，Zhou X，et al. Percutaneous Ultrasound-Guided Laser Ablation with Contrast-Enhanced Ultrasonography for Hyperfunctioning Parathyroid Adenoma: A Preliminary Case Series［J］. Int J Endocrinol，2015，2015：1-6.

［17］Zhuo L，Peng LL，Zhang YM，et al. US-guided Microwave Ablation of Hyperplastic Parathyroid Glands: Safety and Efficacy in Patients with End-Stage Renal Disease-A Pilot Study［J］. Radiology，2016，282（2）：576.

［18］Liu C，Wu B，Huang P，et al. US-Guided Percutaneous Microwave Ablation for Primary Hyperparathyroidism with Parathyroid Nodules: Feasibility and Safety Study［J］. J Vasc Interv Radiol，2016，27（6）：867-875.

［19］Diao Z，Liu X，Qian L，et al. Efficacy and its predictor in microwave ablation for severe secondary hyperparathyroidism in patients undergoing haemodialysis［J］. Int J Hyperthermia，2016，32（6）：614-622.

［20］Bucy D，Pollard R，Nelson R. Analysis of factors affecting outcome of ultrasound-guided radiofrequency heat ablation for treatment of primary hyperparathyroidism in dogs [J]. Vet Radiol Ultrasound, 2017, 58(1): 83-89.

[21] Peng C, Zhang Z, Liu J, et al. Efficacy and safety of ultrasound-guided radiofrequency ablation of hyperplastic parathyroid gland for secondary hyperparathyroidism associated with chronic kidney disease [J]. Head Neck, 2017, 39(3): 564-571.

[22] Sormaz IC, Poyanlı A, Açar S, et al. The Results of Ultrasonography-Guided Percutaneous Radiofrequency Ablation in Hyperparathyroid Patients in Whom Surgery Is Not Feasible [J]. Cardiovasc Intervent Radiol, 2017, 40(4): 596-602.

[23] Korkusuz H, Wolf T, Grünwald F. Feasibility of bipolar radiofrequency ablation in patients with parathyroid adenoma: a first evaluation [J]. Int J Hyperthermia, 2018, 34(5): 639-643.

[24] Fan BQ, He XW, Chen HH, et al. US-guided microwave ablation for primary hyperparathyroidism: a safety and efficacy study [J]. Eur Radiol, 2019, 29(10): 5607-5616.

[25] Zhuo L, Zhang L, Peng LL, et al. Microwave ablation of hyperplastic parathyroid glands is a treatment option for end-stage renal disease patients ineligible for surgical resection [J]. Int J Hyperthermia, 2019, 36(1): 29-35.

[26] Hu Z, Han E, Chen W, et al. Feasibility and safety of ultrasound-guided percutaneous microwave ablation for tertiary hyperparathyroidism [J]. International Journal of Hyperthermia, 2019, 36(1): 1129-1136.

[27] Li X, Wei Y, Shao H, et al. Efficacy and safety of microwave ablation for ectopic secondary hyperparathyroidism: a feasibility study [J]. Int J Hyperthermia, 2019, 36(1): 647-653.

[28] Liu F, Yu X, Liu Z, et al. Comparison of ultrasound-guided percutaneous microwave ablation and parathyroidectomy for primary hyperparathyroidism [J]. International Journal of Hyperthermia, 2019, 36(1): 835-840.

[29] Wei Y, Peng LL, Zhao ZL, et al. Complications encountered in the treatment of primary and secondary hyperparathyroidism with microwave ablation: a retrospective study [J]. Int J Hyperthermia, 2019, 36(1): 1264-1271.

[30] Zeng Z, Peng CZ, Liu JB, et al. Efficacy of Ultrasound-guided Radiofrequency Ablation of Parathyroid Hyperplasia: Single Session vs. Two-Session for Effect on Hypocalcemia [J]. Sci Rep, 2020, 10(1): 6206.

[31] Ha EJ, Baek JH, Baek SM. Minimally Invasive Treatment for Benign Parathyroid Lesions: Treatment Efficacy and Safety Based on Nodule Characteristics [J]. Korean J Radiol, 2020, 21(12): 1383-1392.

[32] Tian S, Tian G, Jiang T. Pseudoaneurysm of superior thyroid artery following ultrasound-guided radiofrequency ablation of hyperplastic parathyroid gland: a

case report and literature review [J]. Quant Imaging Med Surg, 2020, 10 (5): 1162-1168.

[33] Ma H, Ouyang C, Huang Y, et al. Comparison of microwave ablation treatments in patients with renal secondary and primary hyperparathyroidism [J]. Ren Fail, 2020, 42 (1): 66-76.

[34] Wei Y, Peng L, Li Y, et al. Clinical Study on Safety and Efficacy of Microwave Ablation for Primary Hyperparathyroidism [J]. Korean J Radiol, 2020, 21 (5): 572-581.

[35] Cao XJ, Zhao ZL, Wei Y, et al. Efficacy and safety of microwave ablation treatment for secondary hyperparathyroidism: systematic review and meta-analysis [J]. Int J Hyperthermia, 2020, 37 (1): 316-323.

[36] Wei Y, Yu MA, Qian LX, et al. Hypocalcemia after ultrasound-guided microwave ablation and total parathyroidectomy for secondary hyperparathyroidism: a retrospective study [J]. Int J Hyperthermia, 2020, 37 (1): 819-825.

[37] Wei Y, Peng LL, Zhao ZL, et al. Risk Factors of Severe Hypocalcemia After US-Guided Percutaneous Microwave Ablation of the Parathyroid Gland in Patients with Secondary Hyperparathyroidism [J]. J Bone Miner Res, 2020, 35 (4): 691-697.

[38] Appelbaum L, Goldberg SN, Ierace T, et al. US-guided laser treatment of parathyroid adenomas [J]. Int J Hyperthermia, 2020, 37 (1): 366-372.

第八章

甲状（旁）腺、颈部淋巴结热消融治疗相关护理

　　围手术期护理对提高甲状（旁）腺及颈部淋巴结热消融的安全性及有效性有着重要的作用。虽然甲状腺、甲状旁腺和颈部淋巴结热消融治疗所涉及护理有所不同，但绝大部分是一致的。目前关于肿瘤热消融护理方面的文献报道较少，参考外科手术及颈部常规有创操作方面的护理资料并结合我们十余年来的经验，从护理目标、术前护理、术中护理、术后护理及安全宣教四部分简述如下。

第一节　护　理　目　标

首先，为保证患者生命体征稳定，通过观察患者心电监测指标及局部情况，及时发现心率、血氧、血压、呼吸及术区局部变化，以便尽早发现异常并及时处理。其次，为减轻患者恐惧情绪，增加舒适感，积极配合治疗，术前做好患者对治疗过程的心理准备工作。第三，为利于治疗病灶和并发症恢复，需对患者术后自我管理和长期预防进行指导。

第二节　术　前　护　理

消融术前需要了解患者健康史及现病史，并对患者情况进行个性化护理，包括宣教及术中可能发生情况的预防。

一、健康史

（一）一般情况

术前了解患者年龄、性别、身高、体重、身体质量指数（body mass index，BMI）等并做记录。

（二）病史

了解患者社会经历、职业及工作条件、习惯与嗜好、冶游史、童年放射线接触史等。了解患者既往的健康状况和患病史，如有无糖尿病、高血压、心脑血管疾病、肾脏病史、颈椎病史等及服药情况；是否应用抗凝药物；体内有无金属植入等。了解既往过敏史，特别是对蛋白类食物、药物过敏史及超声对比剂及其成分的过敏史。对于有特殊病史的患者需要及时与医师进行沟通。

了解患者有无颈部手术史，追问手术时间、术式及术后有无声音嘶哑等并发症情况。了解家族中有无甲状（旁）腺、肿瘤等相关疾病患病史。

二、现病史

（一）症状与体征

1. 颈部情况

（1）症状：肿物是否对颈部造成美观问题、患者是否有异物感，甚至吞咽、呼吸困难、声音嘶哑等。通过追问病史了解肿物生长速度。

（2）体征：了解患者颈部长短，是否存在仰伸受限。通过查体判断患者颈部肿块大小、数目、性质、活动度及与吞咽运动关系，有无颈部肿大淋巴结。

2. 全身情况

（1）症状：了解患者有无心悸、多汗、颜面潮红等高代谢表现及类癌综合征；了解患者有无乏力、水肿、嗜睡等低代谢综合征；了解患者有无由肿瘤压迫造成的霍纳综合征。甲状旁腺消融患者另需了解患者有无皮肤瘙痒、乏力、关节疼痛、转移性钙化、病理性骨折等特殊症状等。

（2）体征：判断患者有无肿瘤远处转移体征。甲状旁腺患者需了解是否存在行动不便、不安腿综合征等。了解血液透析患者造瘘部位，后续治疗过程中尽量避开同侧肢体。

（二）辅助检查

1. 影像学检查

了解患者影像学检查发现的病灶数目、位置及毗邻结构，特别关注判断是否会增加患者手术难度及手术时间。

2. 实验室检查

了解患者实验室检查指标是否存在异常情况，判断异常指标是否会增加术中及术后风险。

3. 病理学检查

了解患者病理学检查结果，有助于对患者进行心理疏导。

4. 其他检查

了解患者的纤维喉镜、心电图、心肺功能等结果，判断术中和术后是否需要对其他脏器的情况进行关注。

（三）心理-社会状况

了解患者及家属对疾病及热消融治疗的认知及接受程度；是否存在因害怕疼痛，担心预后而产生焦虑、恐惧等心理情绪变化；了解朋友及家属对患者的关心、支持程度、家庭经济状况及承受能力；了解患者及家属对治疗后恢复知识的了解程度。

（四）护理措施

1. 器械及药品准备

术前需常规核对抢救药物种类及有效期情况。颈部热消融治疗术前、术中乃至术后即刻常需超声造影，术前备好肾上腺素、甲泼尼龙、地塞米松药物，并放置于输液车上备用。颈部热消融治疗过程需要经皮穿刺，出血风险在所难免，术前备好止血药物等。其他器械准备参见第十二章。

2. 预防措施

针对患者症状、体征及辅助检查结果，对术中可能出现的突发情况进行预判，并与医师共同完善预防措施。

3. 心理护理

颈部热消融治疗常规在局部麻醉下进行，患者除了对罹患肿瘤存在心理负担外，治疗过程中因一直处于清醒状态，对疼痛和风险的恐惧也会产生巨大心理负担和紧张情绪。术前与患者、家属做好充分地沟通，说明治疗的目的，介绍操作过程、时间、麻醉方式等及术后恢复过程与预后情况，尽可能消除其顾虑和恐惧。同时了解患者对疾病、治疗是否还有疑虑等并做好解释工作。达到患者积极配合、治疗过程顺利的目标。

4. 其他告知

在术前饮食管理中，拟采用局部麻醉时，可少量清淡饮食；拟采用静脉清醒镇静麻醉时，须空腹6小时~8小时。

告知患者治疗过程中勿吞咽、勿随意说话、张口呼吸缓解紧张、口水尽量自行流出、必要时抬手示意等，避免造成不必要的误伤。另外，术前告知患者术中以肯定或否定短语回答术者问话，配合术者判断患者声音状态。例如，问："疼不疼啊？"答："疼（不疼）"。

第三节 术 中 护 理

一、体位摆放及静脉通路的建立

协助医师摆放患者体位。手术体位依据术者操作位置分为头位及侧位（图8-1），要求患者平卧位，头后仰，充分暴露术区，必要时放置颈枕协助颈部暴露。根据不同手术体位摆放超声机器、消融仪器、连接心电、血压及血氧监护仪等。一侧肘静脉留置20G以上的静脉留置针，建立静脉通路以备给药、造影及抢救等。

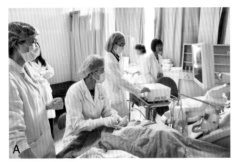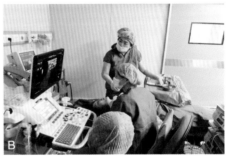

图8-1 两种手术体位图
A.头位；B.侧位。

二、生命体征监护

术中严密观察并记录患者神志、心率、心电波形、呼吸、血压、血氧等生命体征。术中因患者紧张容易出现血压升高甚至迷走神经功能亢进等，所以严密观察相关生命体征。如发现血压、心率突然上升，或突然下降，伴气促、大汗、神志不清等情况，需要立即通知医师，必要时终止手术进行相应处置及抢救。

三、超声造影

术中或术后即刻需超声造影评估消融范围。超声造影前需要再次核对患者姓名，既往是否存在药物及蛋白类食物过敏史。与术者确认对比剂类型及注射剂量。

造影时需按药品说明书进行对比剂配制及注射，现用现配，一人一药，不可混用。注射对比剂后密切观察有无发热、皮疹、瘙痒、呼吸困难等症状。若出现过敏情况，应立即通知医师并立即抢救。

四、疼痛管理

疼痛是降低患者手术配合度、引起患者不适的主要主观因素。故术中需关注患者面部表情，当患者表情痛苦时需提示术者，必要时暂停治疗，以避免疼痛等导致迷走神经功能亢进等严重问题。甲状腺消融中易出现颈部、肩膀、牙齿等部位的牵涉痛，术前与患者充分沟通做好心理准备，必要时遵医嘱服用短效止疼药。

第四节　术后护理

一、局部护理

（一）颈部术区护理

术后颈部术区局部敷料覆盖、冰袋冷敷、穿刺点及针道局部按压。单手按压，力度适中。

由于热消融术后有腺体或软组织肿胀，甚至引起压迫症状的可能，故术后应使用3℃~6℃冰袋冷敷1小时~3小时，每20分钟~30分钟停5分钟~10分钟，并进行皮肤检查和感觉评估，避免冻伤。短时间的冷敷可让血管收缩，起到减轻渗出的作用，但长时间冷敷反而导致血管反射性扩张。冷敷期间冰袋不可直接接触皮肤，需用毛巾、纸巾间隔。此外，要求患者3天内保持伤口清洁、干燥。

（二）其他局部护理

静脉通路局部护理，对比剂注射后30分钟无不良反应，且术区局部复查无异常时拔除留置针，局部按压5分钟，嘱患者1天内保持局部干燥；其他注射部位局部按临床常规处理。

二、转运及生命体征监测

局部麻醉患者术后可步入恢复室或病房，并进行生命体征监测0.5小时~2小时。静脉清醒镇静麻醉、体质虚弱或既往存在严重基础疾病患者，应在护士陪同下，由轮椅或平车移至恢复室或病房，实施生命体征监测。

三、疼痛护理及自我管理

治疗后患者可能存在不同程度的持续性的颈部疼痛及头面部放射痛，除监督患者规范冷敷外，进行疼痛评分，必要时在医师指导下予对症治疗。

与切除手术不同，消融灭活的病灶需要经过逐渐吸收而消失，患者压迫症状、美观问题逐渐减轻缓解。术后应向患者做好宣教，指导患者自我观察颈部情况，嘱咐患者术后按时复查，如有颈部疼痛、颈部包块增大等情况，需及时就医。

四、术后饮食

（一）短期饮食指导

在热消融治疗后，若患者无声音嘶哑，2小时~3小时后可饮水、进食。建议食用营养丰富、易于消化的温凉流质食物，防止过硬、刺激的食物造成不适及咳嗽。

若患者出现声音嘶哑且2小时仍不缓解，则考虑有喉返神经受损的可能。建议患者术后一段时间内饮水时需注意小口、多次，避免呛咳。

（二）饮食指导

嘱患者健康饮食，均衡摄入鱼、肉、蛋、奶、水果及蔬菜等，提高自身免疫力。1个月内禁辛辣刺激饮食，禁止饮酒。高龄及素食患者应注意高蛋白饮食的摄入，以利于病灶吸收恢复。

此外，继发性甲状旁腺患者应注意长期低磷饮食，避免高磷状态刺激甲状旁腺增生。高蛋白类食物经常是磷的主要来源，故术后应兼顾蛋白质摄入和低磷饮食的平衡。建议选择:鸡蛋清、猪肉皮、羊肉、牛肉、鸡胸肉、龙虾肉等磷/蛋白比值较低的食物。

五、用药护理

（一）抗凝药复用

按抗凝药物复用时间嘱患者及时用药，具体参见第二章第三节"八、围手术期停药及用药参考"。

（二）抗生素应用

颈部热消融治疗属于I类手术，术后无须常规应用抗生素，当患者存在体质弱、免疫力低等特殊情况时建议口服抗生素3天~5天。

（三）电解质纠正

电解质异常通常出现在甲状旁腺消融患者中，尤其是术后血钙快速下降可能引起乏力、心律失常等症状。注意观察患者心率及心电图波形变化。对于低钙需要口服、静脉、高钙透析等补充钙剂的患者，中心静脉钙剂泵入时，应注意泵入速度，过程中观察患者状态及关注患者心率及心电图波形变化，避免快速泵入造成的钙离子外渗、心律失常甚至心搏骤停。口服和高钙透析补钙时一般无须特殊护理。

六、健康宣教

有针对性地进行疾病相关知识科普，让患者了解疾病，调节情绪，保持乐观积极的生活态度。此外，嘱患者避免过度劳累，调整生活作息，规律生活，劳逸结合。治疗后1个月逐渐增加颈部相关活动及运动。避免非必要的颈部运动。

参 考 文 献

[1] 李乐之，路潜.外科护理学 [M].6版.北京：人民卫生出版社，2017.

第九章

热消融相关仪器、设备与物品简介

一、引导设备

彩色多普勒超声诊断仪、适配线阵探头（推荐频率6MHz~10MHz）是颈部热消融治疗的必备引导设备，最好同时配有超声造影功能。线阵探头的选择以能够将声束的穿透力和分辨力调整至最佳状态、清晰显示甲状腺及颈部软组织结构为宜。推荐超声作为颈部热消融治疗首选的引导方式。截至目前文献报道超声是甲状腺、甲状旁腺及颈部淋巴结热消融治疗唯一的影像引导方式。

二、消融设备

目前应用于甲状（旁）腺及颈部淋巴结治疗的热消融技术有射频、微波、激光、高强度聚集超声，采用不同的工作原理短时间内产生60℃~100℃的高温，使局部组织凝固型坏死而达到原位灭活的目的。其工作原理及特点总结如下。

（一）射频

1. 工作原理　射频发射器产生高频率转换的射频电流，使组织内的离子随电流正负极的转换而频繁震荡，产生的摩擦作用将电能转化为热能，使组织的温度升高，从而使肿瘤细胞发生热凝固性坏死和变性。

2. 特点　①射频针种类多，根据电流回路不同，可分为单极和双极；②炭化少；③升温速度较快且消融范围较固定，可控性操作强；④部分设备可多针并用；⑤单极电极针电流导入时，可能导致金属发热或熔化从而损伤邻近组织器官。此时，应使用双电极单针或多极射频消融系统或将电极板贴在肩背部。

（二）微波

1. 工作原理　微波对生物组织加热的效应机制有两种。一是离子加热。在生物组织的细胞内、外含有大量带电粒子，如钠离子、氯离子等，这些带电粒子在交变电场的作用下产生振动，与周围的其他离子或分子发生碰撞摩擦而生热。另一种是偶极子加热。生物组织中的水分子和蛋白质分子等极性分子，在交变电场中，发生转动并与其邻近分子摩擦碰撞产生热量。

2. 特点　①致热效率较高；②受热沉效应影响较小；③任何情况下可

同时多针并用；④单针消融范围较大；⑤不需要负极板，不受体内金属影响。

（三）激光

1. 工作原理　激光辐射生物组织，光子能量入射到组织内后光能转化为组织分子动能振动摩擦，从而使被照射组织温度升高而导致局部组织凝固坏死、炭化、气化。

2. 特点　①穿刺引导针及光纤外径细；②消融区域精准；③无电流导入；④针道出血、种植转移风险低；⑤消融范围相对小，大肿瘤不如射频、微波消融效果好；⑥多光纤联合，价格昂贵且技术要求高；⑦消融时气化较射频、微波明显，影响视野。

使用射频消融时，当功率不变，增加消融时间，消融范围不会逐渐增大，在电极针尖前方存在2mm左右的前向热场；而使用微波消融时，尽管功率不变，随着消融时间延长，消融范围会不断向外增大。总之，操作者可根据自己的习惯及不同的患者及结节情况选择不同的热消融设备及配套的消融针具。

三、监护设备

消融治疗需配备心电监护仪（图9-1），了解治疗前、治疗中及治疗后患者血压、心率、血氧含量等生命体征。

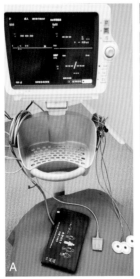
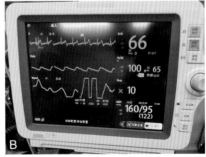

图9-1　心电监护仪及屏幕显示参数图
A.心电监护仪；B.监护仪屏幕显示参数，绿色字为心率，蓝色字为血氧饱和度，黄色字为呼吸频率，白色字为无创血压。

四、消融包

针对甲状（旁）腺及颈部淋巴结热消融的特点，准备专用的器械包，其内包括：两个消毒盆、一个消毒缸、两把弯钳、一把直钳、一把镊子、无菌消毒单一套、纱布及注射器若干。

五、颈部热消融专用辅助设备

（一）颈部软垫

将颈部软垫放置在患者肩颈部（图9-2），将患者颈根部适当垫起，使患者颈部处于超伸状态方便术者操作，同时相对舒适。

（二）颈部冷敷软袋

消融术后即刻颈部需要冷敷，一是降低体表温度，二是缓解疼痛。因颈部形状特殊，临床上常用的冰袋不能适形贴服颈部，无法满足颈部术区冷敷的要求，故设计颈部冷敷专用软袋（图9-3），既能够温度适当又能够适形贴敷颈部。可使用袋装牛奶冰箱冷藏后替代。

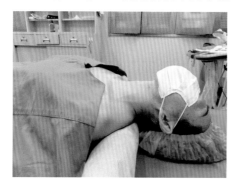
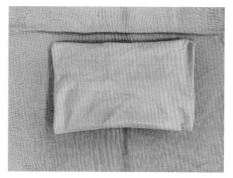

图9-2　颈部软垫图　　　　　　　　　　图9-3　颈部冷敷软垫图

六、其他基础设备与设施

治疗操作台、空气消毒装置、急救车、转运床、设备带/医用吊塔等。

┃ 参 考 文 献 ━━━━━━━━

[1] 梁萍，于晓玲，张晶. 介入超声学科建设与规范化［M］. 北京：人民卫生出版社，2018.

[2] 陈敏华，梁萍，王金锐. 中华介入超声学［M］. 北京：人民卫生出版社，2017.

中英文名词对照索引

M

O

S

T

W

X

Y

Z

登录中华临床影像库步骤

公众号登录 >>

扫描二维码
关注"临床影像库"公众号

网站登录 >>

输入网址 medbooks.ipmph.com/yx
进入中华临床影像库首页

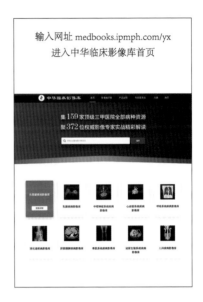

点击"影像库"菜单
进入中华临床影像库首页

 临床影像库
中华临床影像库内容涵盖国内近百家大
型三甲医院临床影像诊断中所能见... ∨

7位朋友关注

关注公众号

影像库

进入中华临床影像库首页

注册或登录

PC端点击首页"兑换"按钮
移动端在首页菜单中选择"兑换"按钮

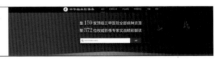

输入兑换码,点击"激活"按钮
开通中华临床影像库的使用权限

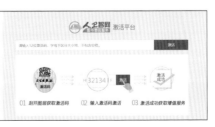